カラーアトラス

# 生理的な総義歯治療
## (AS‐システム)
－よい形態はよい機能を発揮する－

医学博士 関谷 昭雄 著

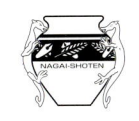

永井書店

# 序　文

　高齢化が進み，10年後には65歳以上の高齢者が人口の25％を超えると言われています．それに伴い総義歯の需要がますます多くなると思われます．

　その一方で，加齢に伴う骨吸収によって顎堤が低く平坦な症例，顎堤吸収が著しい症例，咬合に起因した顎関節症の症例などが増加しています．また，患者さんの要望も多様化・高度化しています．このような時代に直面し，術者は発想の転換が必要だと考えます．

　「ものづくり大国日本」のトヨタは，あらゆる作業から「ムダ」を徹底的に排除して工場改革（トヨタ生産方式）を行い，販売台数世界第2位の大企業になりました．また，新幹線は旧型車両の問題点，疑問点を改良し，時速300kmの「のぞみ号 N700」を誕生させたではありませんか．他業種も同様に努力している現在，われわれ臨床医も意識改革が必要であると考えます．

　術者が古典的な総義歯治療の知識と基本術式（従来法）のみを修得していて，忠実に実行したとしても患者さんには満足が得られず，術者が悪戦苦闘して作った義歯も，装着時には義歯の調整に多くの時間を費やし苦慮することになります．

　筆者は，従来からの総義歯治療の術式や各ステップに多くの問題点があるため，これらの点を追求し改善すると同時に各種理論の疑問点についても検討しました．また，治療術式を合理化したことによって，いわゆる難症例であっても短期間に生理的な総義歯治療が行えます．

　本書は，知人の臨床医や筆者らのスタディーグループ会員から総義歯治療のポイントを判りやすくまとめてほしいと要望がありましたので，お役に立てばとお引き受けすることにしました．内容は，著者の45年の一般臨床と34年のインプラント治療の経験から得られた知見や工夫を解説し，実例を提示しました．臨床の現場で気軽に開けられるハンドブックとして活用していただければ幸いです．

　著者は，かねがね「生理的な総義歯の治療術式」を卒直後の研修医や臨床医に伝えたいと考えていました．今回，著者の趣旨を理解し，本書出版にご協力いただいた（株）永井書店の松浦三男社長に心から感謝致します．

2004年6月

関　谷　昭　雄

# 目　　次

## 巻頭カラーアトラス　生理的な総義歯治療の特徴

　生理的な義歯の断面形態　……………………………　2
　咬合の安定を図るため歯と歯列位置・形態を整えよう　………………　3
　義歯の維持・安定と良好な審美性を得るためフレンジ形態を回復しよう　…　4
　義歯の咬合の長期安定を図るため臼歯部の咬合を維持しよう　………………　5
　下顎総義歯のより良い維持を得るためインプラントを活用しよう　………　6

## 第1章　AS-システムによる総義歯治療

　1．AS-システムとは？　PMSテクニックの総義歯治療への応用　……　9
　2．従来法や各種理論の疑問点と問題点　………………　9
　3．PMSテクニックについて　………………………………　10
　　　PMSテクニックによるオーラルリハビリテーションの症例1　……………　10
　　　PMSテクニックによるオーラルリハビリテーションの症例2　……………　11
　　　PMSテクニックによるオーラルリハビリテーションの症例3　……………　12

## 第2章　臨床の実際

　ステップ1　初診時の対応と準備　………………………　15
　1．術前診査と前治療・処置　……………………………　15
　　　総義歯作製前に行った前治療・処置の例　………………　16
　2．診断と治療計画　………………………………………　18
　　1）規格模型とは？　………………………………………　18
　　2）旧義歯がある場合の規格模型　………………………　19
　　3）旧義歯がない場合の規格模型　………………………　22
　　　（1）概形印象採得と模型の作製　………………………　22

## 目次

　　　（2）解剖学的基準点，基準線，基準数値の把握 ............................ 23
　　　（3）咬合床の作製 ............................................................. 25
　　　（4）咬合堤の作製 ............................................................. 26
　　4）咬合採得と模型の咬合器装着 ............................................. 27
　　　（1）咬 合 採 得 ................................................................ 27
　　　（2）模型の咬合器装着 ....................................................... 28
　5）総 合 診 断 ..................................................................... 28
3．人工歯の選択 ..................................................................... 29
　　（1）前歯部の人工歯 ............................................................ 29
　　（2）臼歯部の人工歯 ............................................................ 29

### ステップ2　前歯部被蓋関係の確立 .................................. 30
4．上下前歯部の人工歯排列と歯肉部の形成 ................................... 30
　　（1）上顎前歯部の人工歯排列 ................................................ 30
　　（2）下顎前歯部の人工歯排列 ................................................ 30
　　（3）前歯部の咬合関係 ........................................................ 31
　　（4）歯肉部の形成 ............................................................. 31
5．咬合床の試適と人工歯の排列位置，歯肉部形成面の修正 ............... 32

### ステップ3　下顎臼歯部の修復 ....................................... 34
6．下顎臼歯部の人工歯排列と歯肉部の形成（咬合平面の設定） ......... 34
7．下顎ワックスデンチャー床縁部の辺縁形成と歯肉部形成面の修正 .... 36
8．下顎ワックスデンチャーによる最終機能印象採得と重合用模型の作製 38
9．下顎（金属床）義歯の重合⇨研磨⇨完成 .................................. 40

### ステップ4　上顎臼歯部の修復 ....................................... 42
10．上顎臼歯部の人工歯排列と歯肉部の形成 ................................. 42
11．上顎ワックスデンチャー床縁部の辺縁形成と歯肉部形成面の修正 ... 43
12．上顎ワックスデンチャーによる最終機能印象採得と重合用模型の作製 44
13．上顎レジン床義歯の重合⇨研磨⇨完成 .................................... 45
14．上下レジン床義歯装着時の診査と微調整 ................................. 46
　　（1）義歯床の適合状態の調整 ................................................ 46
　　（2）咬合接触関係の調整 ..................................................... 46
　　（3）審美的，機能的調整 ..................................................... 47
15．上顎義歯の金属床への置換 ................................................... 48

## 16. 上顎臼歯部人工歯咬合面の金属歯への置換 ……… 50
　（1）FGP 法について ……… 50
　（2）臼歯部人工歯の咬合接触関係について ……… 50
　（3）上顎臼歯部人工歯咬合面の金属歯への置換術式 ……… 52

### ステップ5　上下完成義歯の装着 ……… 54
## 17. 上下完成義歯の装着と微調整 ……… 54

### ステップ6　長期的な咬合の維持 ……… 55
## 18. 総義歯装着後の経過とメンテナンス ……… 55
　（1）義歯の管理 ……… 55
　（2）長期経過における諸問題とその対応 ……… 55

# 第3章　下顎総義歯難症例への対応

顎堤の平坦な下顎の無歯顎症例にAS‐システムによって総義歯を作製した例　59

# 第4章　その他の総義歯

## 1. シングルデンチャー（片顎総義歯） ……… 67
　1) シングルデンチャー作製時に行う対顎の歯と歯列位置・形態の修正法 …… 68
　2) CSC テレスコープについて ……… 68
　3) CSC テレスコープとバー＆クリップ
　　　を併用した総義歯への移行義歯（上顎）の例 ……… 69

## 2. インプラント オーバーデンチャー ……… 73
　（1）インプラントの植立 ……… 73
　（2）顎堤粘膜への対応 ……… 74
　（3）作業用模型の作製 ……… 74
　（4）中間上部構造 ……… 74
　（5）上部構造の総義歯 ……… 75
　（6）インプラント治療についての私見 ……… 75
　1) インプラントの植立術式 ……… 76
　2) 顎関節症の治療と下顎のインプラント オーバーデンチャーの例 ……… 78

## 第5章　長期経過症例

1. 上顎総義歯，下顎フルブリッジの例 …………………………………… 85
2. 上顎総義歯，下顎 7〜4│5〜7 部分床義歯の例 ………………… 88
3. 上顎総義歯，下顎インプラント オーバーデンチャーの例 ………… 92

## 文　　献 ……………………………………………………………………… 97

## 索　　引 ……………………………………………………………………… 99

# 巻頭カラーアトラス

# 生理的な総義歯治療の特徴

　近年，総義歯に限らず歯の治療に対する患者の要望が高度化，多様化している．そのために，臨床医はその対応に苦慮しているのではないかと考える．無歯顎の患者は，装着感，異物感のない義歯を希望して来院する．

　総義歯は，①上下総義歯，②片顎総義歯，③残根を利用した総義歯などに分けられる．いずれにおいても総義歯によって口腔の良好な諸機能を回復するためには，義歯の支持，維持，安定を図ることが重要になる．さらに，審美性をも回復するとなると，術者は合理的に作業を進めないと，完成した義歯を装着する際，多くの時間を費やし苦慮することになる．

　無歯顎の場合は，有歯顎の補綴様式とは大きく異なる．義歯の口腔内への維持が残存歯に求められないため，総義歯独自の考えによって治療を行わなくてはならない．

■巻頭カラーアトラス　生理的な総義歯治療の特徴■

## 生理的な総義歯の断面形態

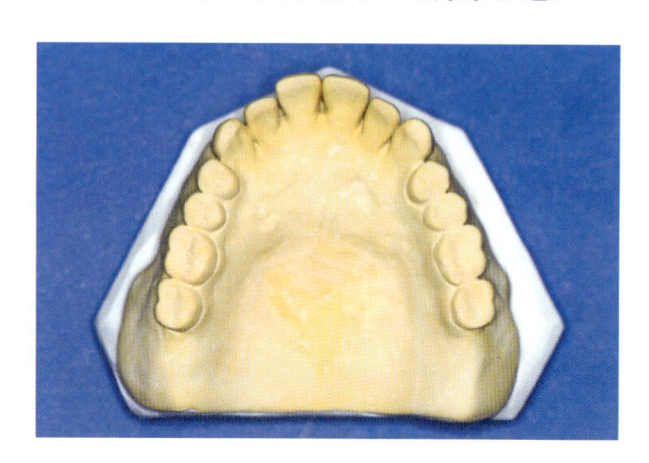

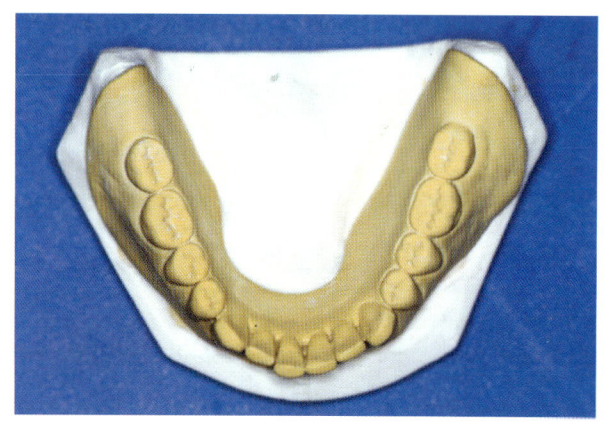

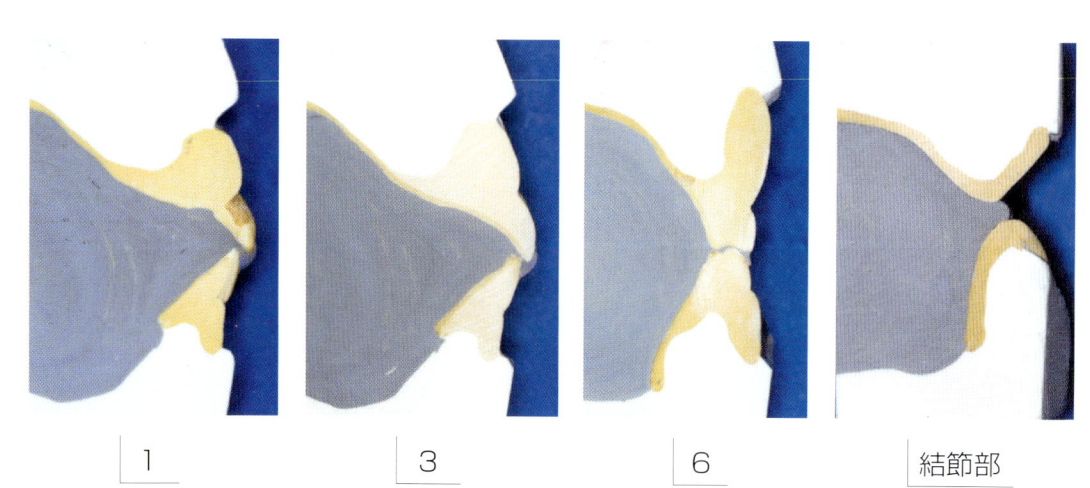

| 1 | 3 | 6 | 結節部 |

■巻頭カラーアトラス　生理的な総義歯治療の特徴■

## 『咬合の安定を図るため歯と歯列位置・形態を整えよう』

〔日口腔インプラント誌 5 (1)：57～62, 1992. 発表[6]〕

　図1～6は，第5章のp86，87から抜粋．
　症例は，50歳，女性の上顎総義歯の維持不良による咀嚼障害を訴え来院した例である．図1，2は，初診時の診査用規格模型の下顎，図3は，AS-システムによって上顎の総義歯と下顎のフルブリッジを装着した直後の正面観，図4～6は術後の評価用規格模型の所見である．

　PMSテクニックに従って適切な咬合平面を設定し，歯と歯列位置・形態を整えた結果，シングルデンチャーの症例においても良好な咬合関係を得ることができた．

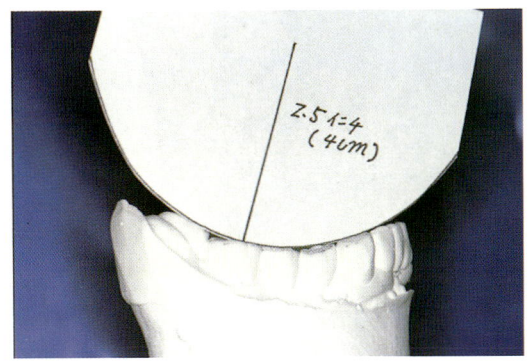

図1　初診時の咬合弯曲 (1)

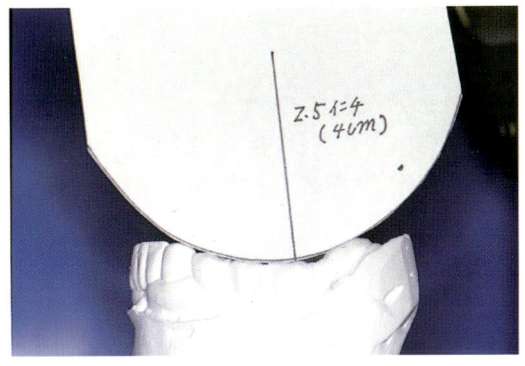

図2　初診時の咬合弯曲 (2)

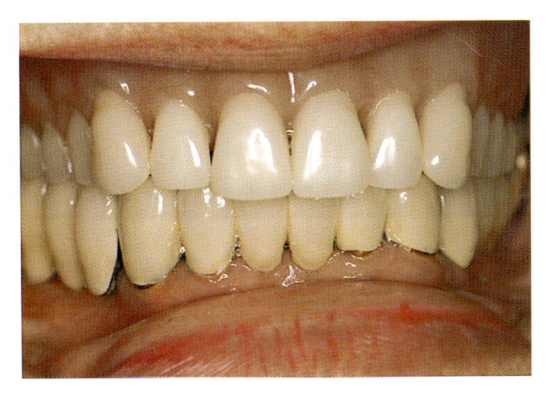

図3　上顎総義歯，下顎フルブリッジ装着時の正面観

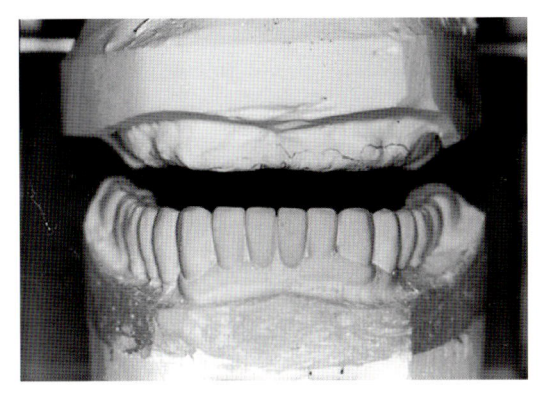

図4　術後の評価用模型の所見 (1)

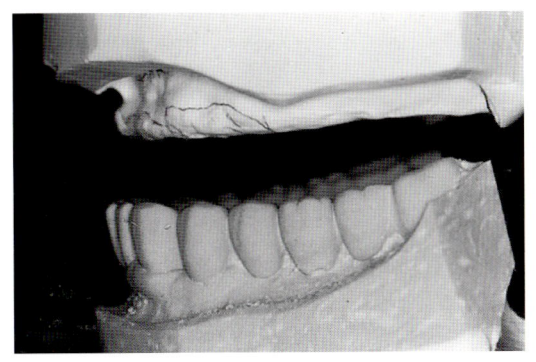

図5　術後の評価用模型の所見 (2)

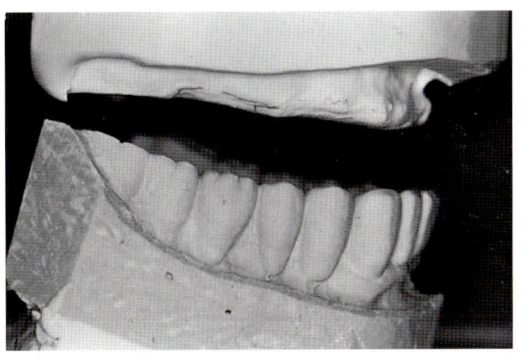

図6　術後の評価用模型の所見 (3)

■巻頭カラーアトラス　生理的な総義歯治療の特徴■

## 『義歯の維持・安定と良好な審美性を 得るためフレンジ形態を回復しよう』

　症例は，53歳，男性の上下総義歯の例である．2年8ヵ月前，6│4，7 4│残存歯が自然脱落した．某医にて上下総義歯を新製した．義歯の脱離と咬合痛のため，義歯調整に10数回受診したが好転せず，当院に来院した．そこで，AS-システムによって上下総義歯を新製することにした．新義歯装着2ヵ月後，患者は，転勤により某市に転居した．義歯装着14年2ヵ月後の2003年12月18日の経過は極めて良好であると連絡があった．

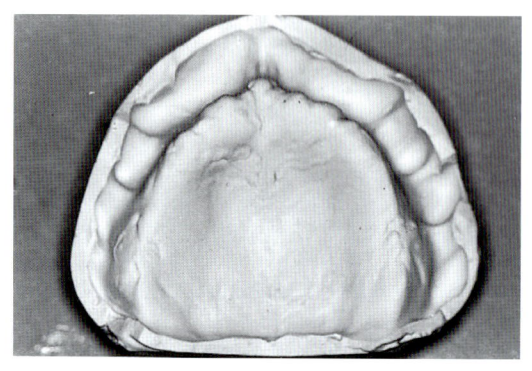

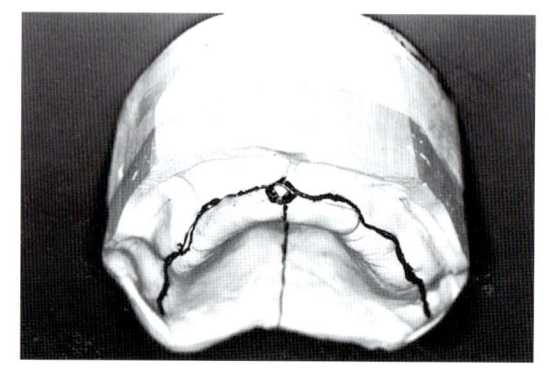

図7　骨吸収が著しい上顎の診査用規格模型

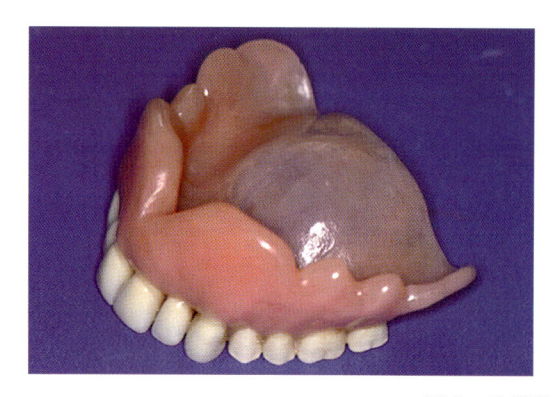

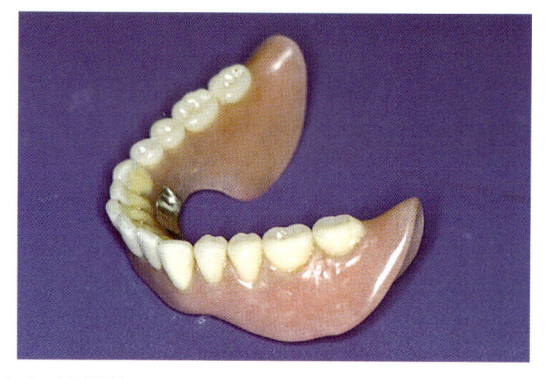

図8　生理的な上下総義歯

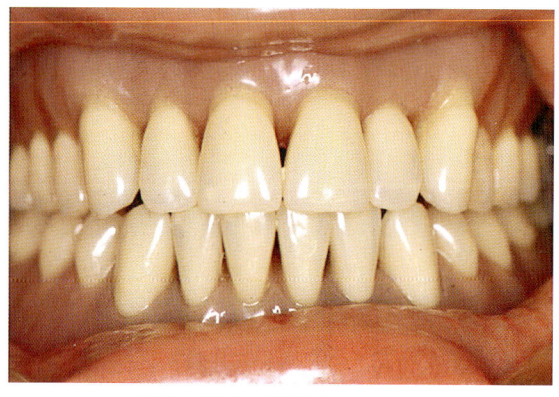

図9　図8の装着時の正面観

■巻頭カラーアトラス　生理的な総義歯治療の特徴■

## 『義歯の咬合の長期安定を図るため臼歯部の咬合を維持しよう』

　症例は，69歳，女性の義歯装着約13年後の所見である．下顎臼歯部人工歯に陶歯を排列，上顎臼歯部硬質レジン歯の咬合面を金属に置換した義歯である．8|は約1ヵ月前に自然脱落した．今回，患者が上顎義歯を落として床縁が破折したため来院した．上顎臼歯部金属歯の咬合面に咬耗（摩耗）が認められたが，咬合支持は確保されていた．

　金属歯咬合面の咬耗（摩耗）は天然歯の状態に類似していた．臼歯部人工歯の陶歯と金属歯の組み合わせは，臼歯部の咬合支持が確保され，咬合の長期安定に極めて有効である．

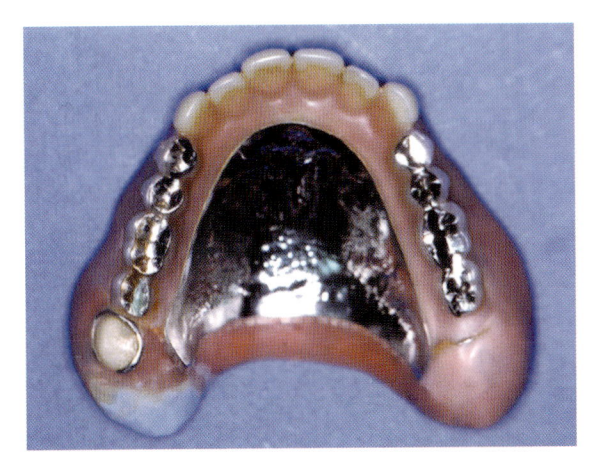

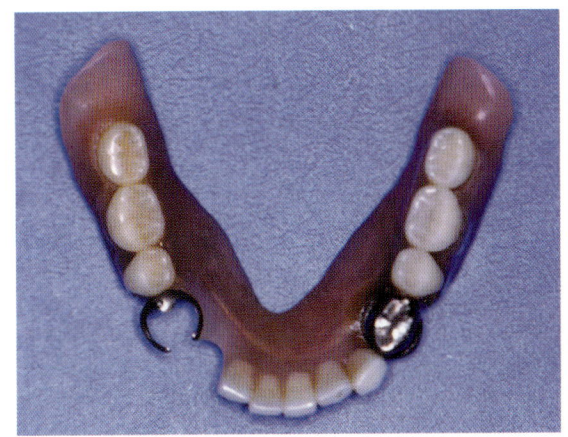

図10　上下義歯を装着した約13年後の咬合面観

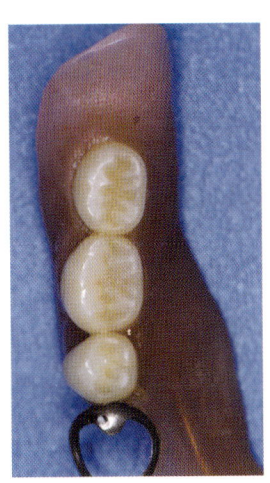

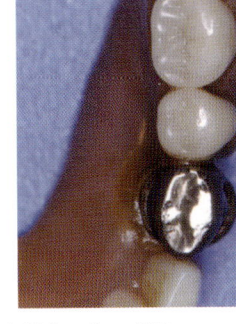

図11　下顎臼歯部人工歯の所見

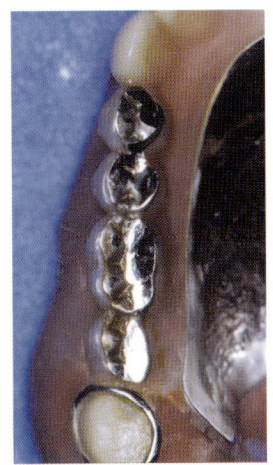

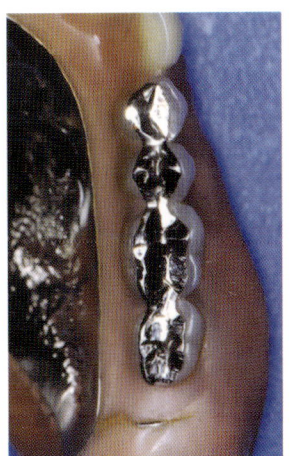

図12　上顎臼歯部金属歯咬合面の咬耗（摩耗）の所見

5

## 『下顎総義歯のより良い維持を得るため インプラントを活用しよう』

　1988年4月，伊藤輝夫，岩田哲也，竹内精司先生らのグループでDr. KirschのIMZインプラントの臨床見聞と研修を日本人として最初に受講，さらに，Tubingen大学のProf. SchulteおよびDr. LedermanによるF-2とTPSインプラントの講義と手術見学，実習による実地指導を受けた[2]．症例は，帰国後に34歳，女性の上顎に総義歯，下顎にインプラント（IMZ）オーバーデンチャーによる治療を行った例である．2004年2月25日現在，経過は極めて良好であった．インプラント オーバーデンチャーは，外科的治療を併用するため，慎重に対処すれば義歯の維持に極めて有効である．

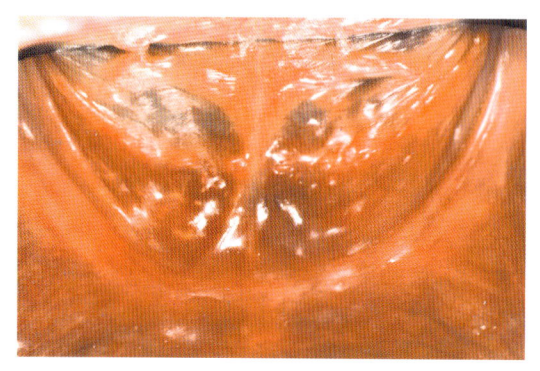

図13　初診時の下顎面観

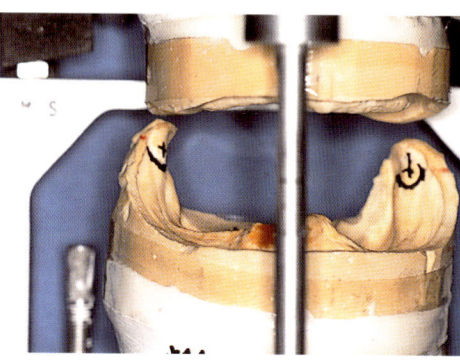

図14　前図の診査用規格模型

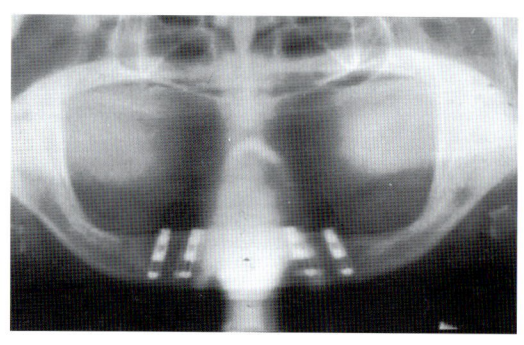

図15　インプラント植立直後のオルソパントモ写真

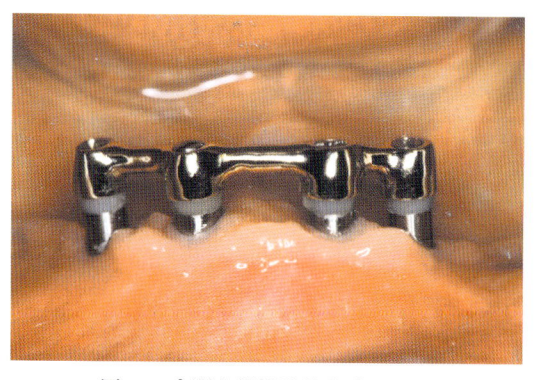

図16　中間上部構造装着時の所見

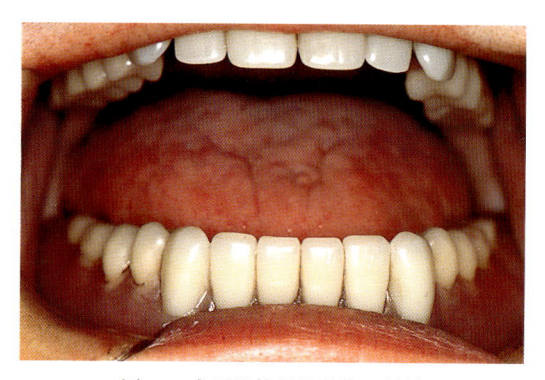

図17　上下総義歯装着時の所見

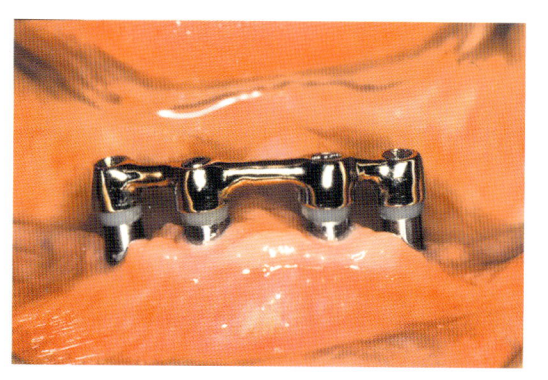

図18　2004年2月25日の正面観

# 第 1 章

## AS - システムによる総義歯治療

## 1. AS‐システムとは？
## 　PMSテクニックの総義歯治療への応用

　AS‐システムとは，「よい形態はよい機能を発揮する」という考えで総義歯を「形態」という観点から捉え，合理的な術式によって総義歯に機能的形態を付与することが目的である．

　本システムの最大の特徴は，従来からの数多くの術式を包括的に整理し，PMSテクニック[9)10)17)24)29)]を総義歯治療に応用したことである．したがって，従来からの術式にとらわれず，生理的な総義歯治療を行うことができる．

形　態　⇌　機　能

**図1‐1　機能と形態の関係**

　「発想の転換が必要だ」と言われて久しい[27)]．総義歯治療の従来法や各種理論を確かめてみると不合理な点が案外多い．高齢化が進み無歯顎難症例が増加している．今こそ臨床医は合理的な理論と術式によって治療を行うことが必要であると考える．

## 2. 従来法や各種理論の疑問点と問題点

①各ステップごとの誤差を積み残したまま次に進む術式
②最終機能印象の採得時期と印象採得法
③咬合平面・弯曲の設定法
④確実な咬合支持が得られないまま行う咬合採得法（ワックスの咬合堤）
⑤床用レジンの重合による変形誤差と上下義歯の同時完成
⑥臼歯部人工歯の排列位置
⑦術者の"勘"に頼って行うフレンジ形態の付与
⑧技工士の"勘"に頼って行う人工歯排列と歯肉部形成
⑨"杵"，"臼"の関係
⑩人工臼歯の咬合接触（ABCコンタクト）

## 3．PMSテクニックについて

　PMSテクニックは，Pankey，Mann，Schuylerらによって提唱されたオーラルリハビリテーションの一術式である[9)10)17)24)29)]．基本は，前歯部被蓋関係の確立，下顎臼歯部の修復，上顎臼歯部の修復の順序で行う．
　筆者は20数年前からPMSの理論に基づいて咬合再建治療を行ってきた．この方法は，治療順序が明確で最終補綴に対する見通しが容易であるため，有歯顎，無歯顎を問わず咬合が崩壊した症例の咬合再建治療に極めて有効である[6)12)23)-25)]．

### PMSテクニックによるオーラルリハビリテーションの症例1

〔日口腔インプラント誌 12(4)：76～84，1999．発表[25)]〕

【症　例】59歳，女性．
【初　診】1998年5月22日
【概　要】約1年前，某医にて|５６７の部分床義歯を作製したが，義歯の使用になじめなかった．今回，|③④５６⑦ブリッジの破損，脱離による咀嚼障害を訴え来院した．諸診査の結果，|７の抜歯後，|５６７，５６７|欠損部にインプラント治療(|５６７ IMZインプラントD：3.3mm，L：10mm 3本を埋入，５６７| F-2インプラントD：4.5mm，D：5.5mm，4.5mm，L：10.0mm 3本をソケットリフト法によって埋入)を併用し，PMSテクニックによって咬合再建を行った．

【経　過】2004年5月11日現在，経過は極めて良好であった．

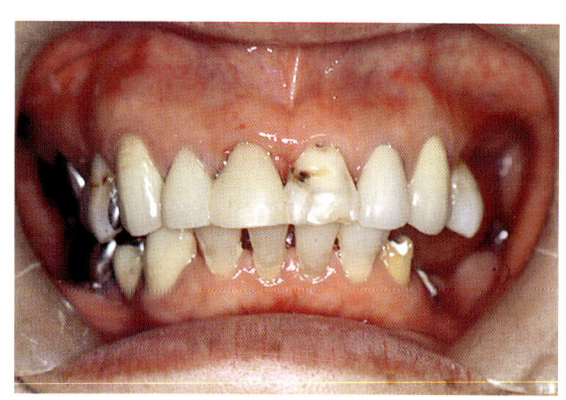

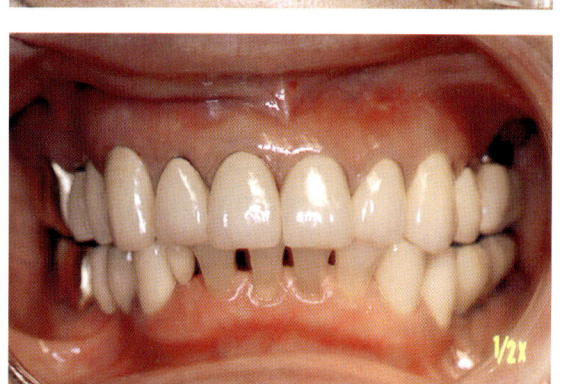

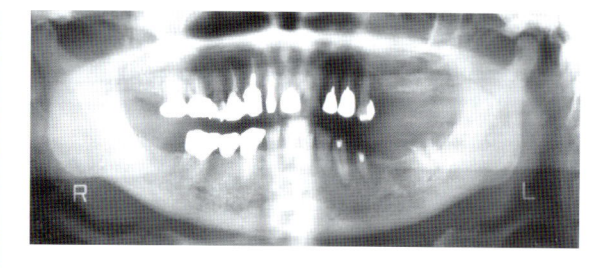

図1-2　初診時の正面観（左図）とオルソハントモ写真（右図）

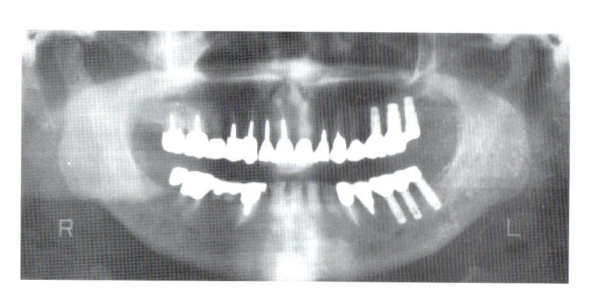

図1-3　2004年5月11日の正面観（左図）とオルソハントモ写真（右図）

## PMSテクニックによるオーラルリハビリテーションの症例2

【症　例】　47歳，男性．

【初　診】　2001年7月19日

【概　要】　約1年前，某医にて $\overline{4\sim}|\sim\underline{5}$ および $\overline{7\sim3}|\overline{4}$ のクラウンを装着されたが，咀嚼時の不快感と顎関節痛，頸部痛が続いたため来院した．諸診査の結果，咬合の不調和によることが分かった．

【治　療】　保存不可能な $|\overline{7}$ を抜歯，PMSテクニックによる歯冠補綴の後，$|\overline{6\,7}$ 欠損部にインプラント治療（カムログ インプラント $|\overline{6}$ 部 D：6.0mm，L：13mm．$|\overline{7}$ 部 D：6.0mm，L：11mm）を行った．

【経　過】　主訴の諸症状が改善し，2004年2月10日現在，経過は極めて良好であった．

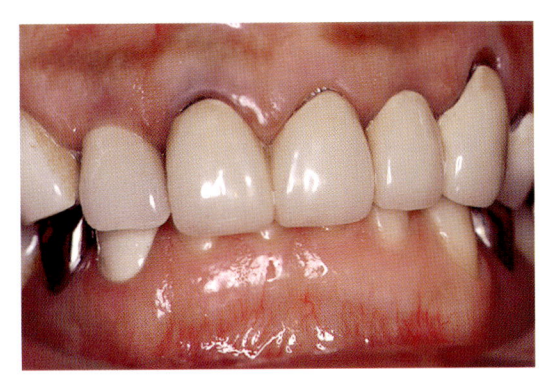

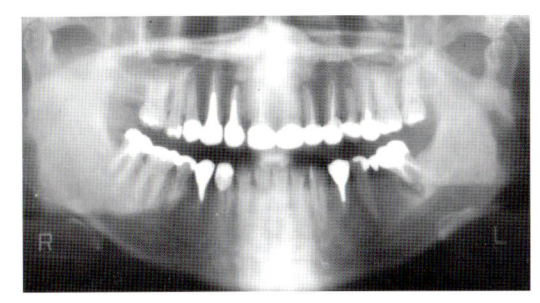

図1-4　初診時の正面観（左図）とオルソパントモ写真（右図）

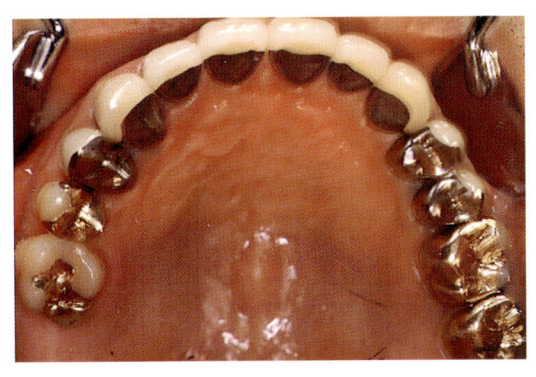

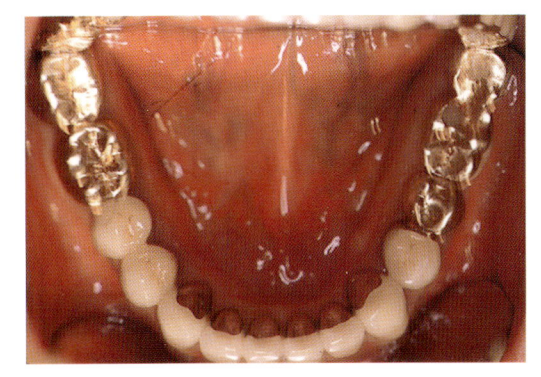

図1-5　術後の上顎咬合面観（左図）と下顎咬合面観（右図）

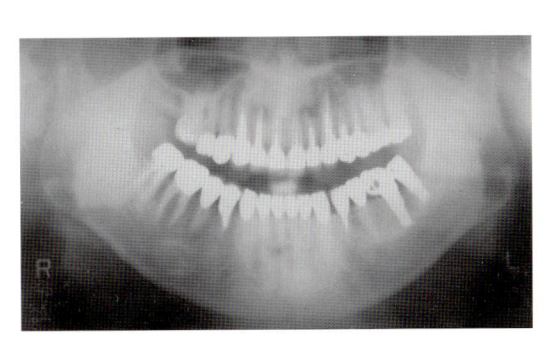

図1-6　同．オルソパントモ写真

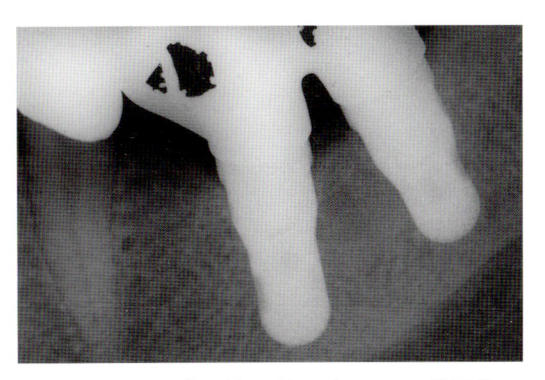

図1-7　2004年2月10日のデンタルX線写真

## PMSテクニックによるオーラルリハビリテーションの症例 3

【症　例】　45歳，女性．
【初　診】　1991年5月27日
【概　要】　主訴：咀嚼障害．
【治　療】　保存不可能な歯を抜歯，残存歯の保存，歯周治療を行い，PMSテクニックによる歯冠補綴と欠損部を部分床義歯による治療を行った．

【経　過】　2004年4月5日現在，3～|～2 の動揺が認められたが，歯周，咬合は安定し，経過は極めて良好であった．

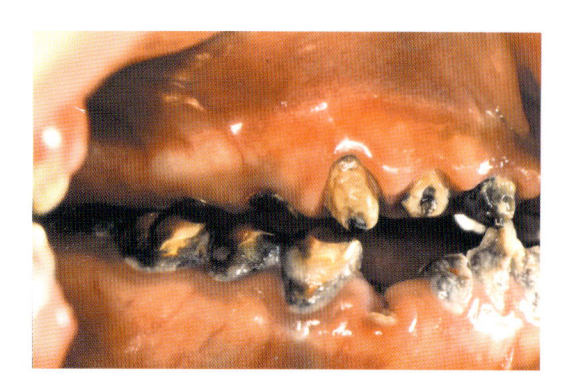

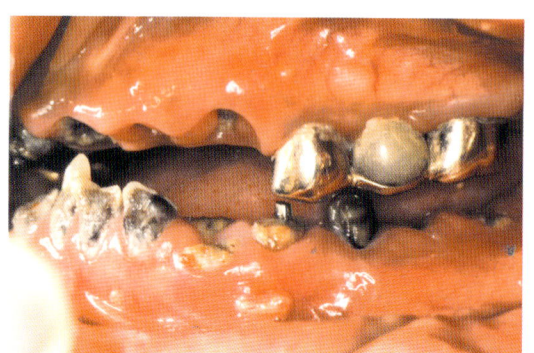

図1-8　初診時の右側方面観（左図）と左側方面観（右図）

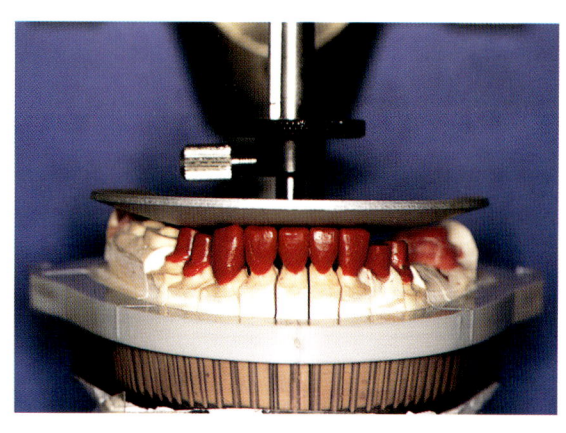

図1-9　咬合平面（弯曲）を設定し，4インチ球面板を基準にワックスアップを行った下顎前歯部の所見

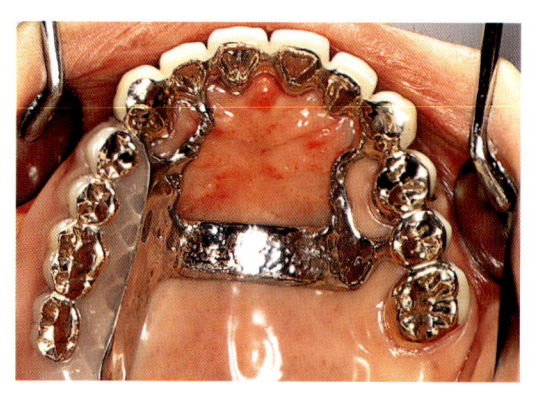

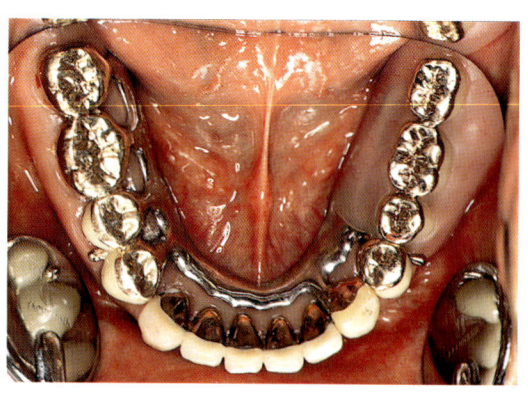

図1-10　術後の上顎咬合面観（左図）と下顎咬合面観（右図）

# 第2章
# 臨床の実際

■第2章●臨床の実際■

### 総義歯の咬合様式は
**Buccalized occulusion**

*A. Sekiya, 2004.*

【解剖学的人工歯, 準解剖学的人工歯を用いた場合】

（第2章の16項の図2-105から抜粋）

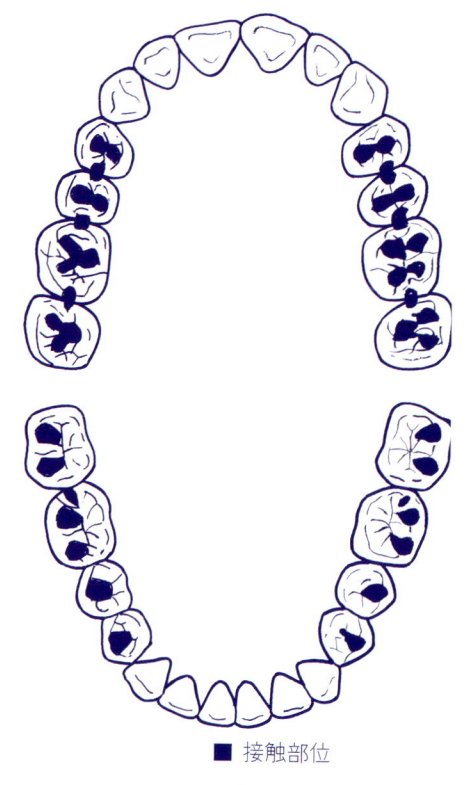

■ 接触部位

*A. Sekiya, 2004.*

# ステップ1　初診時の対応と準備

## 1．術前診査と前治療・処置
*術者サイド

　来院する患者の訴えは，現在使用している義歯の不適合や咀嚼障害などが最も多い．これらの要望をよく聞くと同時に，要望を正確に捉えることが重要である．義歯装着時の顔貌，口唇，発音状況，前歯部人工歯の形態，大きさ，排列状態，傾斜度，正中線，咬合高径，義歯床の外形などを詳細に診査し記録しておく．さらに，顎関節異常の有無や全身状態の把握も必要である．

　口腔内は，顎堤の形態，大きさ，結節，骨隆起，上下顎の対向関係，舌，顎堤状態，口腔粘膜，小帯の異常などを診査する．

　X線写真では，骨の吸収状態，オトガイ孔の位置の確認，埋伏歯や残根の有無，骨内病変の有無などを診査する．

　骨や粘膜などに異常が認められる場合は，外科的治療が必要な場合がある．

　さらに，片顎無歯顎の症例は，対顎残存歯の包括的治療を総義歯治療前か，総義歯治療と並行して行う．

　現在，使用中の義歯については床縁形態，床粘膜面の不適切な部位の修正，破損部位の修理や追歯，咬合高径の変更などの応急処置を行う．

　不備な点を改善した旧義歯は，新義歯が完成するまで患者に使用させる．症例によっては治療用即時義歯や旧義歯の複製義歯を作製する．

### 【症例　1】

　48歳，男性．過去約4年間に複数の医院にて義歯を作製した．義歯の維持不良による異物感，違和感，咬合痛が改善しなかったため来院した．このような症例は患者の要望をよく聞くと同時に，術者は，よりよい治療を行うため慎重な術前診査と治療計画の立案が重要である（第5章　長期経過症例3，p93を参照）．

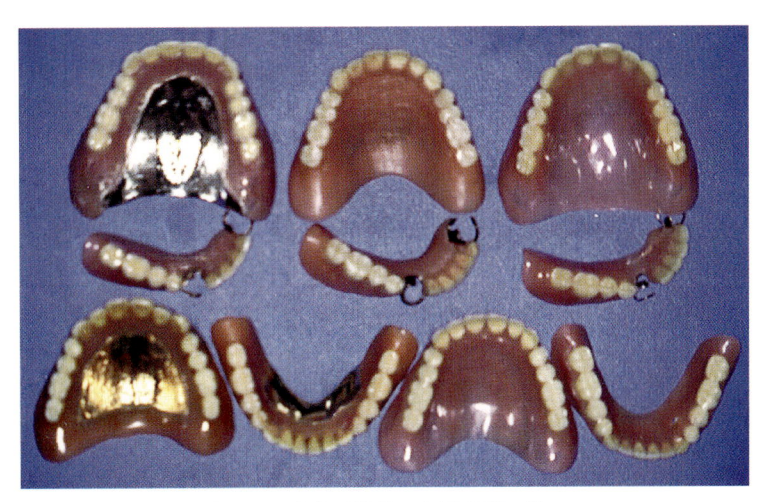

図2-1　患者が持参した旧義歯の数々

# 総義歯作製前に行った前治療・処置の例

## 【症例 2】

78歳，男性．不適合な義歯床縁によって発生した義歯性線維腫症．この程度の線維腫は義歯床の不適合部位を削除すれば2～3週後に自然に治癒する．

## 【症例 3】

68歳，女性．片顎総義歯（上顎）の作製に際し，Ross[42]の理論によって下顎前歯の切端水平位の修正を行った（第4章/第1節，p68，71を参照）．

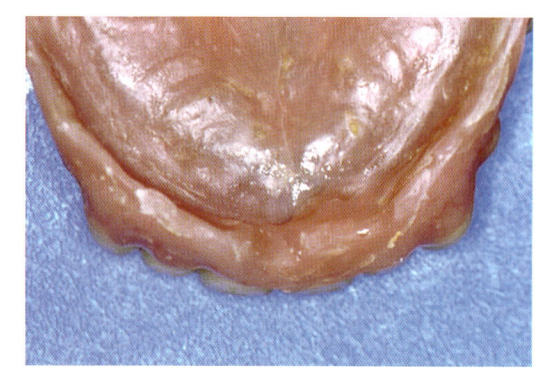

図2-2 初診時の旧義歯床縁の所見

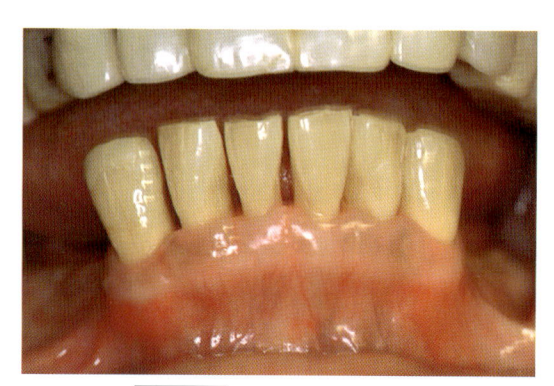

図2-5 3～|～3部の歯周初期治療後の正面観

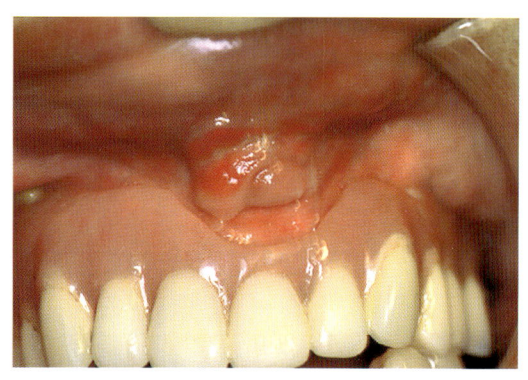

図2-3 直ちに義歯床縁を削除した所見

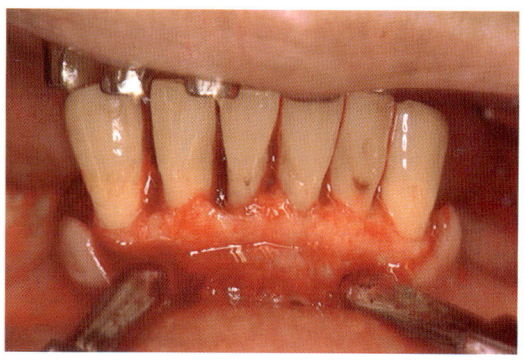

図2-6 歯周外科術中の所見

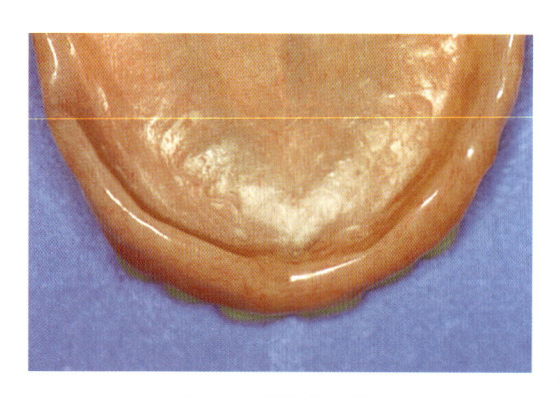

図2-4 新義歯の所見

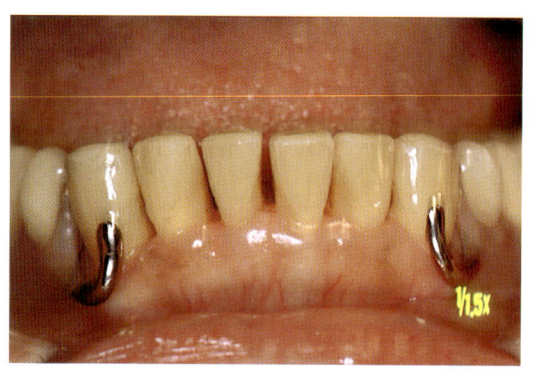

図2-7 術後1ヵ月の所見

■ステップ1．初診時の対応と準備■

## 【症例 4】

70歳，女性．上下総義歯（上顎オーバーデンチャー）の作製に際し，旧義歯の不適切な部位を改善し，新義歯完成時まで使用させた（臼歯部人工歯の咬合面が平坦に形成してあることに注意）．（第3章　下顎総義歯難症例への対応，p61，62を参照）

## 【症例 5】

55歳，男性．口蓋隆起の所見．口蓋隆起は前口蓋部に位置し拇指頭大であること，顎堤粘膜が菲薄なこと，嘔吐反射が強いことなどから義歯の維持，安定を考慮し，口蓋隆起の除去手術を行った．

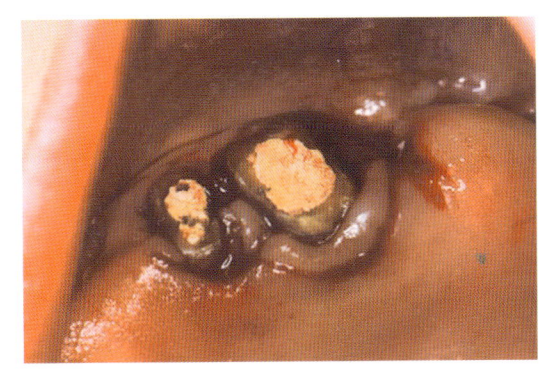

図2-8　⑤⑥部歯周外科術中の所見

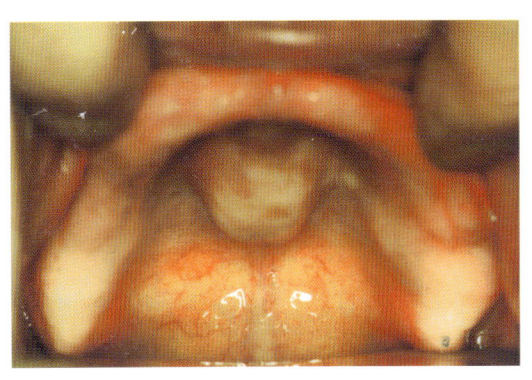

図2-11　初診時の所見

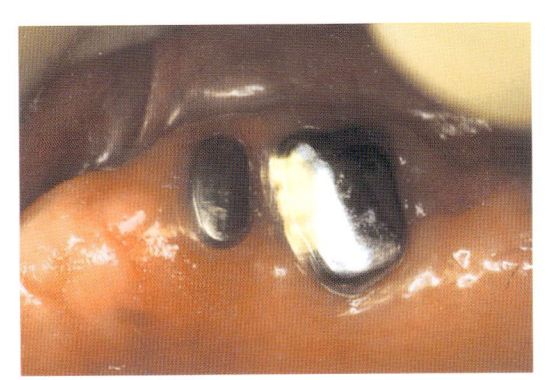

図2-9　術後1ヵ月の所見

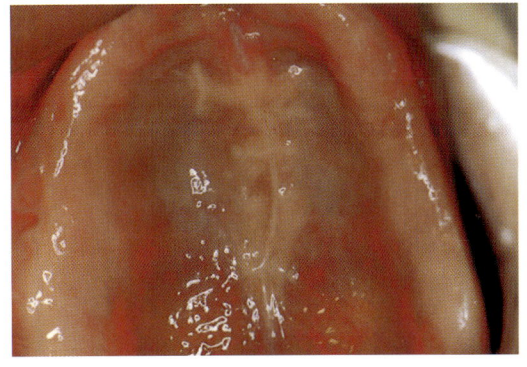

図2-12　術後3ヵ月の所見

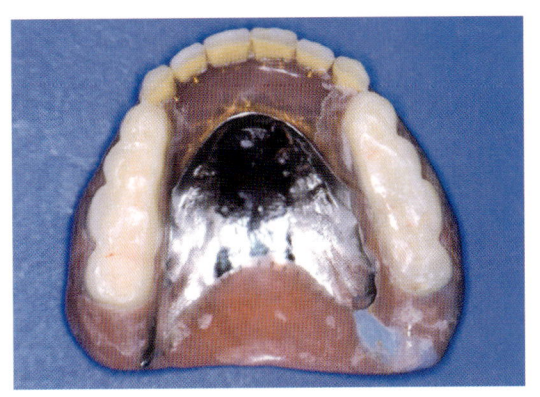

図2-10　不適切部を改善し，新義歯完成時まで使用させた旧義歯

■第2章●臨床の実際■

## 2．診断と治療計画
*術者サイド

　生理的な総義歯を作製するためには，諸診査と現在の口腔内の状態を正確に再現した**規格模型（診査・作業用）**を作製し，その模型から得られた情報を活用して総合診断を行う．治療計画は総合診断に基づいて決定し，その後は規格模型上で作業を進める．

### 1) 規格模型とは？

　規格模型とは，各個人の頭蓋と上下顎模型の水平的・垂直的な位置関係を咬合器上に再現した模型をいう（図2-13）．

　規格模型は基底面が水平に設定されるため，その基底面を基準にして模型の計測や形態分析などを行うことができる．したがって，顎口腔系の診査，診断，治療方針の決定，記録などを行う際に規格模型を用いると単純模型では得られない3次元的な口腔内の情報を得ることができる．

AS-システムは，
「すべての諸作業を規格模型上で行う」

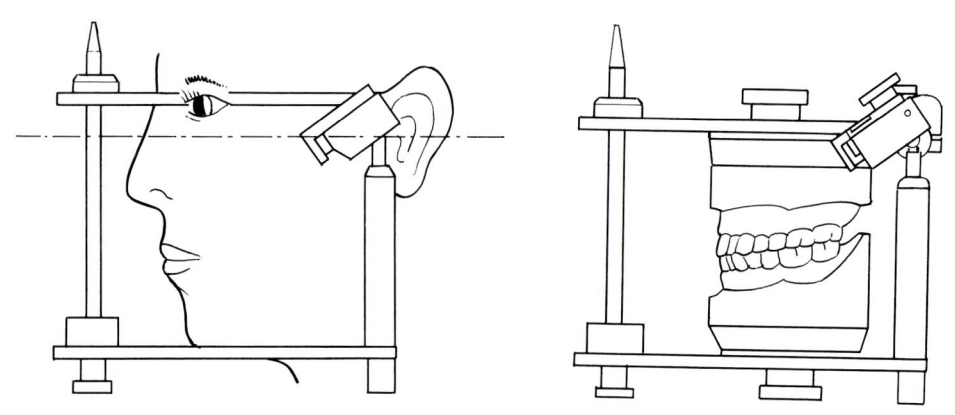

**図2-13　規格模型とはフェイスボウ記録を行い咬合器に装着した模型**

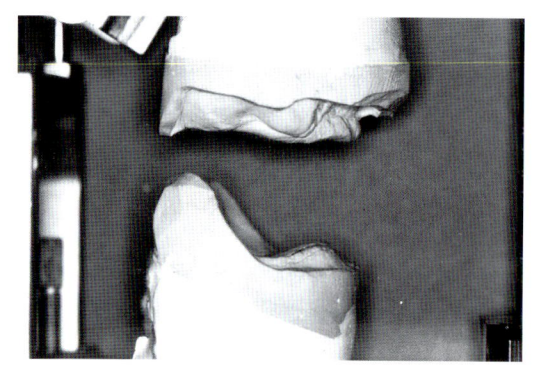

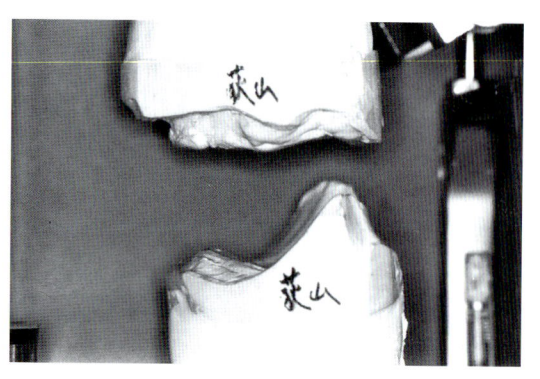

**図2-14　上下無歯顎症例の診査・作業用規格模型**
模型を咬合器に装着すると，単純模型では得られない3次元的な口腔内の情報が得られる．

## 2）旧義歯がある場合の規格模型（術式の簡便法）

　旧義歯の床縁形態，下顎位，人工歯やその排列位置などに問題がない症例は，旧義歯をトレーとして印象採得と咬合採得を同時に行う．これによって咬合関係の正確な診査・作業用規格模型を短時間に作製することができる．

①旧義歯の床粘膜面を調べ，不適合部位を削除し，シリコーン印象材を用いて印象採得と咬合採得を行う．
②フェイスボウ記録を行う．
③旧義歯の印象面に普通石膏泥を注入し，得られた模型をフェイスボウを用いて咬合器に装着する．
④旧義歯の印象採得を行い，得られた模型に現在の正中線などを記入して咬合器に装着する．
⑤旧義歯の模型と診査・作業用模型を交互に置き換えると旧義歯の人工歯の形態，排列位置，傾斜角度，研磨面形態などの情報が得られる．これらの情報を活用し作業を進めるとチェアータイムを大幅に短縮することができる（図2-15～28）．

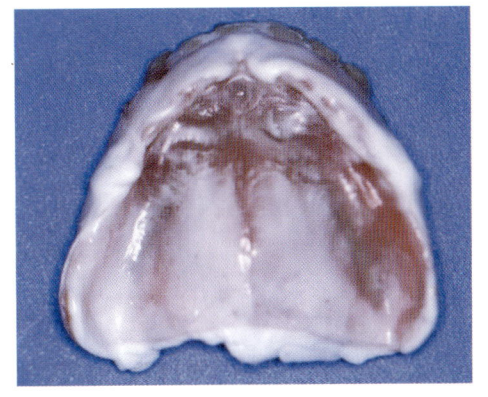

図2-15　旧義歯のホワイトシリコーンでの印象採得と咬合採得

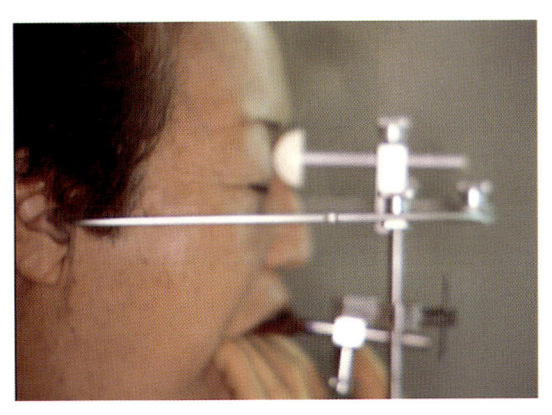

図2-16　フェイスボウ記録

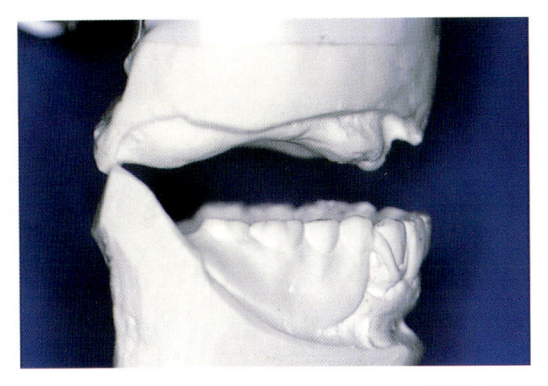

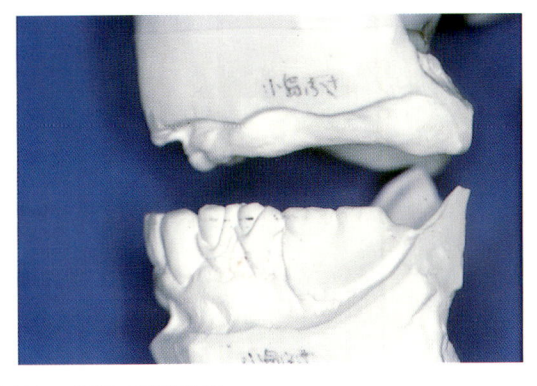

図2-17　上顎の旧義歯がない状態の規格模型
右側方面観（左図）と左側方面観（右図）

■第2章■臨床の実際■

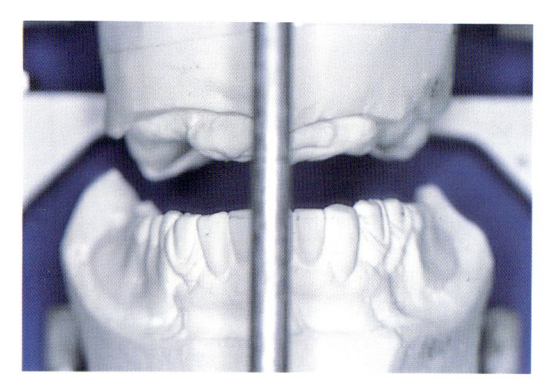

図2-18　前図の正面観

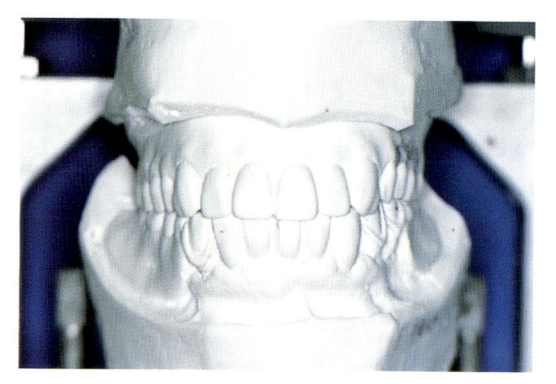

図2-19　旧義歯の上顎模型を組み合わせた規格模型の正面観

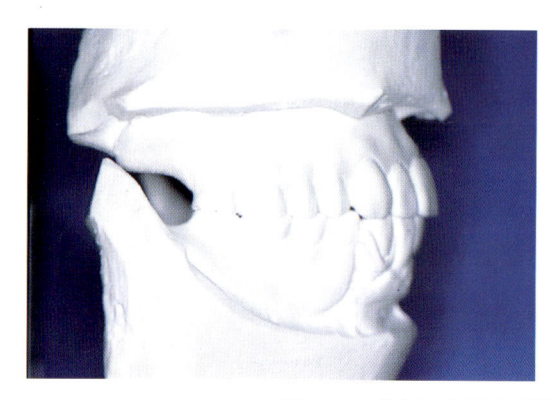

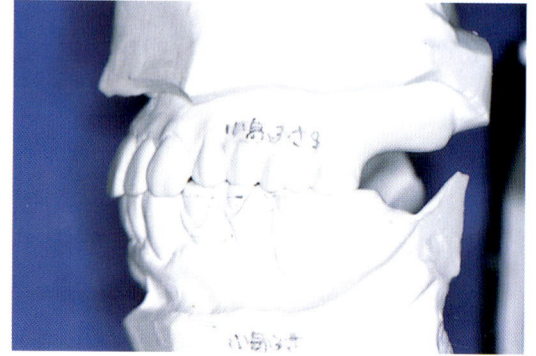

図2-20　前図の右側方面観（左図）と左側方面観（右図）

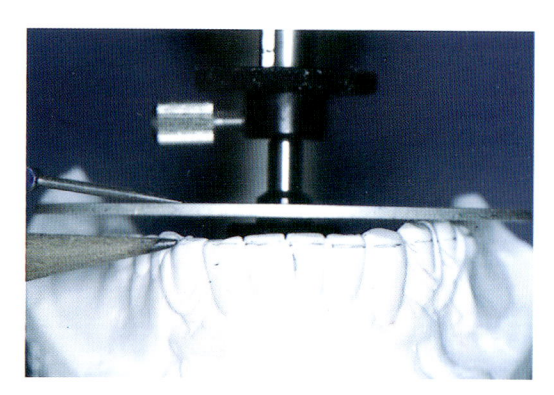

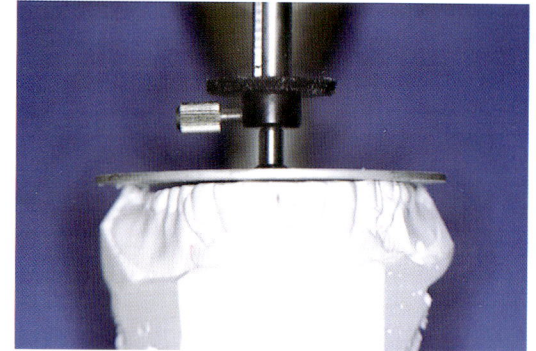

図2-21　咬合平面を設定中の正面観（左図）と咬合平面を修正した下顎模型（右図）
左図ではAS-咬合平面診断器により咬合平面の矢状傾斜度 −2度に設定した．

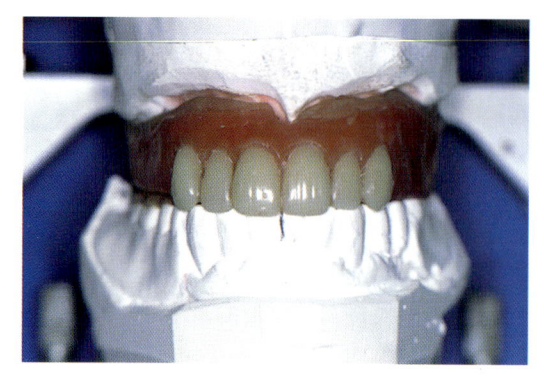

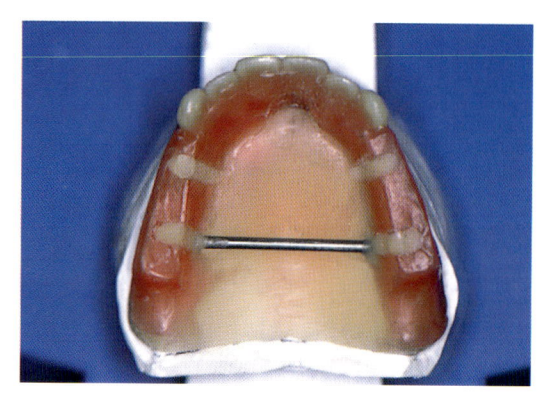

図2-22　咬合平面を修正した下顎模型を咬合器上に戻し，上顎の咬合床に前歯部人工歯の排列（左図）と上顎咬合床の咬合面観（右図）

■ステップ1．初診時の対応と準備■

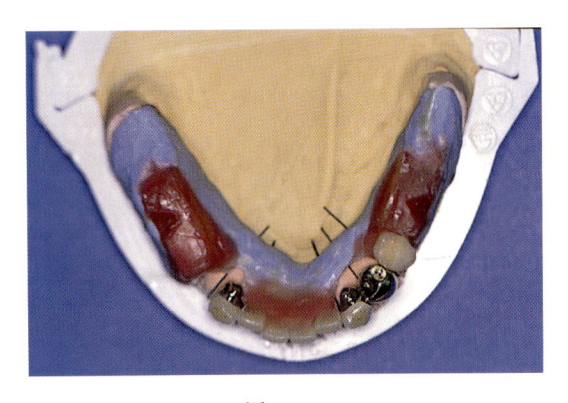

図2-23
3|34のクラウンを作製した．

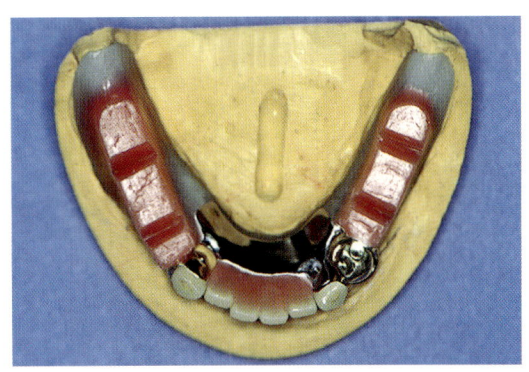

図2-24
下顎の金属床を作製した．

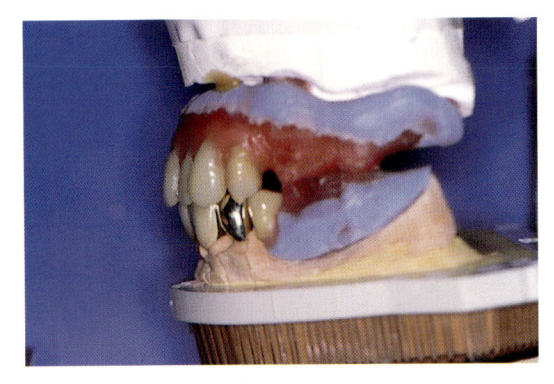

図2-25
同．下顎模型を咬合器上に戻した．

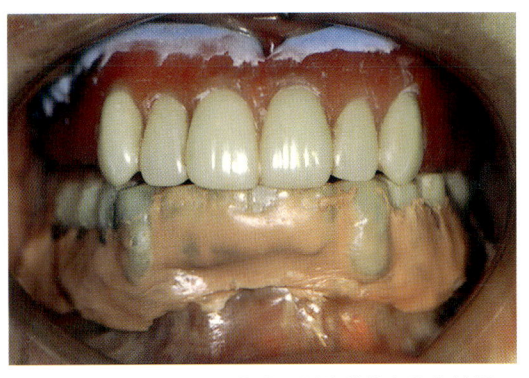

図2-26　下顎部分床義歯の最終機能印象を採得中の正面観

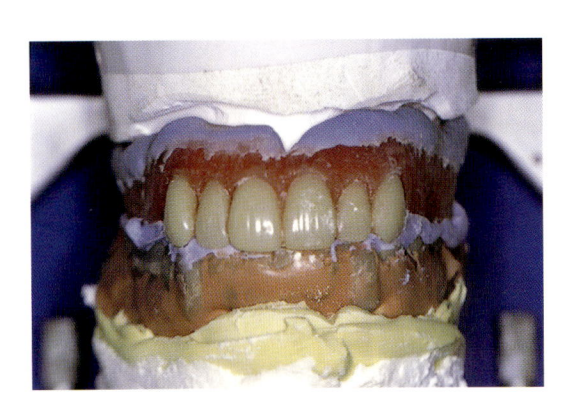

図2-27
同．硬石膏の下顎模型を作製し咬合器上に戻した．

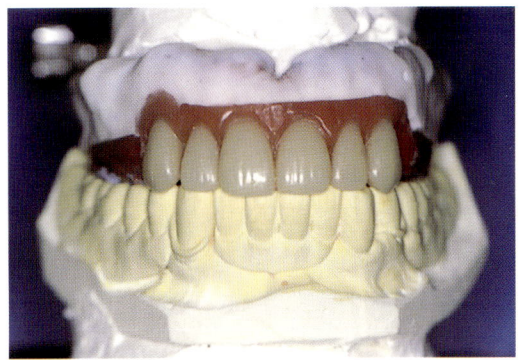

図2-28
新製した下顎義歯を口腔内に装着した下顎模型を咬合器上に戻した．

## 3）旧義歯がない場合の規格模型

アルジネート印象によって得られた模型上において咬合床を作製する．咬合床によって咬合採得を行い，フェイスボウを用いて模型を咬合器に装着する．

### （1）概形印象採得と模型の作製

既製トレーを使用し，やや硬めに練和したアルジネート印象材を用いて粘膜の静止位を印象する．明確な印象が採得しにくい場合には採得したアルジネート印象面を軽く乾燥し柔らかめのアルジネート印象材を少量添加して再度印象採得を行う（アルジネート2回法）．

印象面に気泡が入らないように石膏泥を注入し模型を作製する．口腔内の状態が模型上

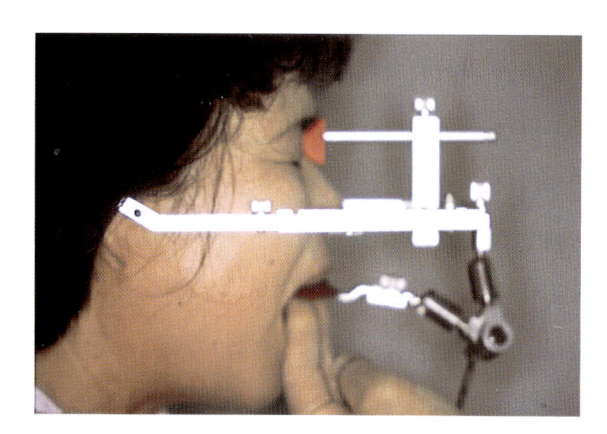

図2-29　フェイスボウ記録

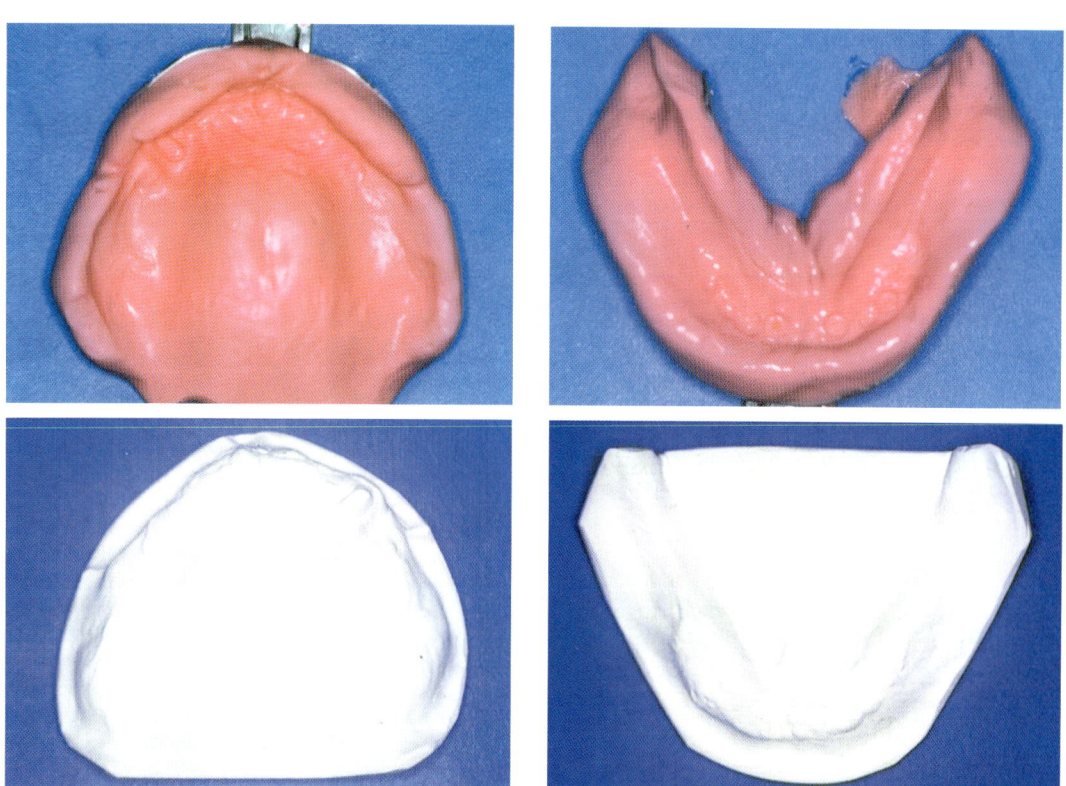

図2-30　上下顎の概形印象（アルジネート2回法）と単純模型

■ステップ1．初診時の対応と準備 ■

に再現されているかを確認する．

## （2）解剖学的基準点，基準線，基準数値の把握

生理的な総義歯を作製するには，基礎知識として正常咬合者の有歯顎模型の解剖学的ランドマークと歯との3次元的な位置関係を把握しておく．さらに，基準線と基準点間の基準数値を覚えておく．

### ＊ 筆者が活用している基準点，基準線，基準数値

顎口腔系に異常がない正常咬合者30名（男性15名，女性15名，平均25.7歳）の上下顎模型をホイップミックス咬合器に装着し，AS-咬合平面診断器を用いて計測した平均値である（図2-31左，34左，38)[24]．

正常咬合者の歯と歯列位置・形態と舌，頰，口唇などとの関係は，ほぼ同じであるから，これらの形態的，位置的関係を理解していると無歯顎模型であっても顎堤形態にとらわれず，人工歯の排列位置を簡単に知ることができる．

また，不適切な旧義歯を評価することも可能になる．

### （ⅰ）上顎の基準点，基準線の記入

上顎は，①切歯乳頭，②口蓋小窩，③ハミュラーノッチ，④正中矢状線，⑤ 3│3 の位置

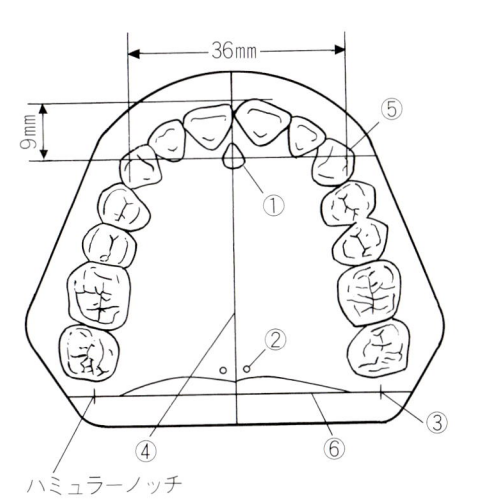

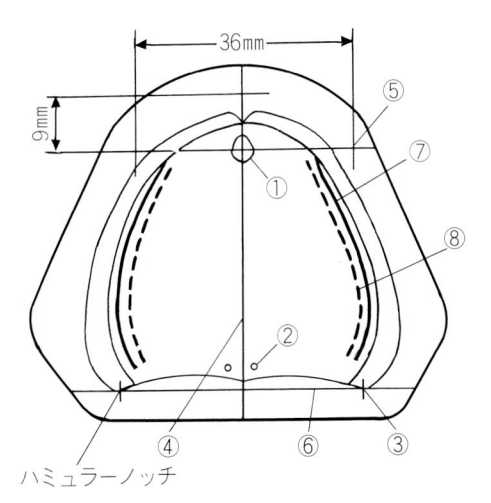

図2-31　上顎の解剖学的基準点，基準線，基準数値

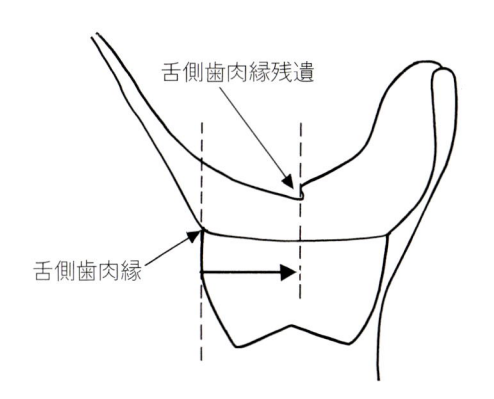

図2-32
舌側歯肉縁は，抜歯窩の治癒とともに唇・頰側に移動する（Wattら[43]）

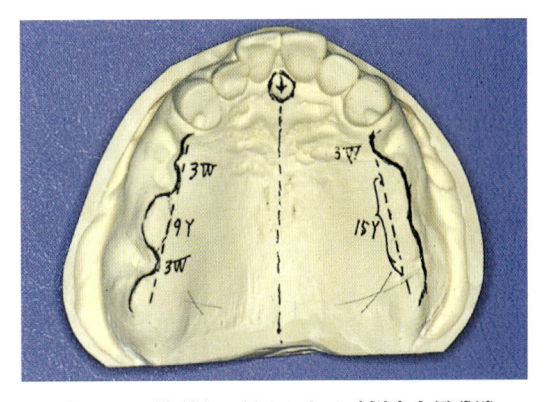

図2-33　模型上に認められる舌側歯肉縁残遺（実線）とその修正線（破線）

23

# ■第2章●臨床の実際■

を設定するため，正中矢状線に直交し切歯乳頭中央点を通過する基準線（ 3│3 尖頭間36mm），⑥模型の後方基準線を設定するため，任意の位置（通常ハミュラーノッチ部）に正中矢状線に直交する後方基準線，さらに，⑦舌側歯肉縁残遺（図2-31右，33の実線）と，⑧その修正線（図2-31右，33の破線）を記入する．

Wattら[43]によると，抜歯後の上顎の舌側歯肉縁は，抜歯窩の治癒とともに唇・頬側に移動する（図2-32，33）．

筆者は，その移動量を考慮し，第1小臼歯部は最大約3mm，第2大臼歯部では最大約4mm正中側にその修正点を印記し，これらの2点を連ねた修正線を記入する．これは，後に人工歯排列の基準となる．

## （ii）下顎の基準点，基準線の記入

下顎は，⑨臼後隆起の中央点，⑩正中矢状線，⑪後方基準線（左右臼後隆起の中央点を結ぶ直線），⑫球面板（後述）の最下点（正中矢状線上の後方基準線から前方22mm），⑬切歯点（正中線矢状線上の後方基準線から前方47mm），⑭球面の最下点を通る後方基準線に平行な直線（ 6│6 近心頬側咬頭頂の位置設定のため）を記入する（図2-34右）．

## （iii）義歯床外形線，基礎床外形線の記入

上顎の義歯床外形線は印象辺縁部とし，小帯部を避ける．口蓋後縁はAhラインか，口蓋小窩の後方位とする．基礎床外形線の唇，頬側は義歯床外形線から3〜4mm後退させる（図2-36左）．

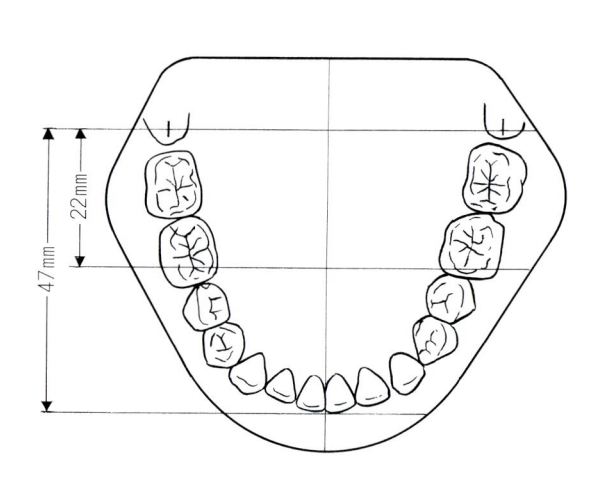

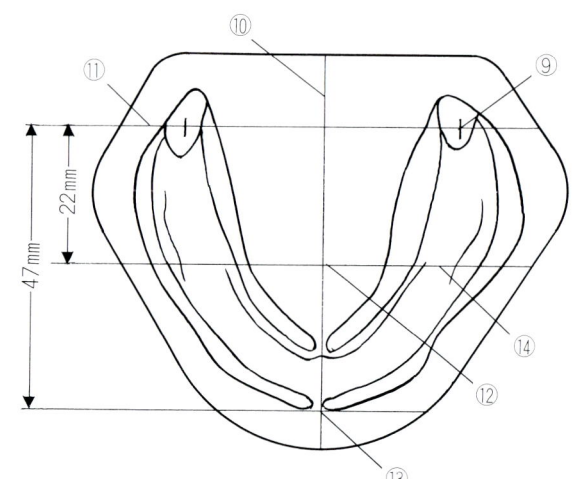

図2-34 下顎模型の解剖学的基準点，基準線，基準数値

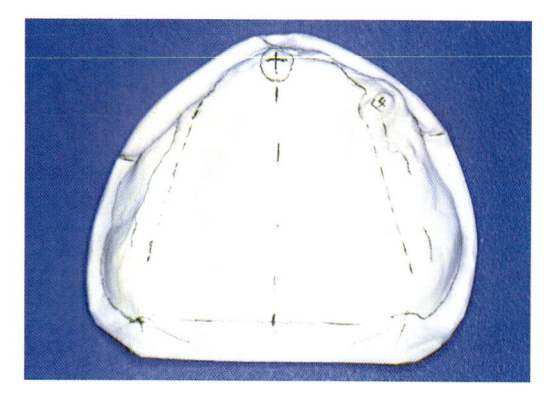

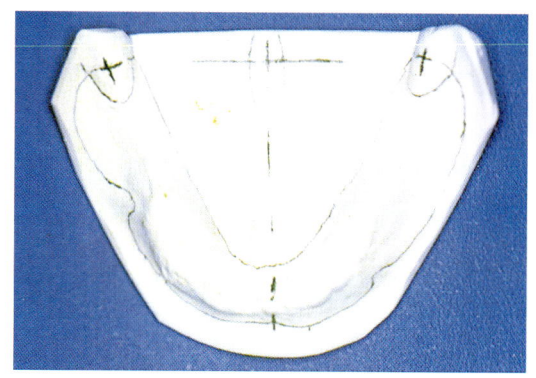

図2-35 基準点，基準線を記入した上顎模型（左図）と下顎模型（右図）

■ステップ1．初診時の対応と準備 ■

　下顎の義歯床外形線は印象辺縁部とし，小帯部を避ける．臼後隆起部は前半部を覆う．基礎床外形線は義歯床外形線から3〜4 mm後退させるが，臼後隆起部は義歯床外形線に一致させる（図2‐36右）．

### (3) 咬合床の作製

　作業用模型を調べ，義歯の着脱方向に対して生じるアンダーカット部のブロックアウトと緩圧部位のリリーフを行う．

　リリーフを行う部位は切歯乳頭部，口蓋皺襞部，口蓋隆起部，臼後隆起部，粘膜の菲薄部位，骨の鋭縁部などである（図2‐36）．

　基礎床はトレー用レジンを用いて作製する．注意点は，

　①作業用模型に適合していること

②口腔内の温度や多少の圧に対しても破折，変形がない程度の強度があること
③口腔内において異物感が少ないように薄くすること

などの条件を満たすことが必要になる．

### (i) 上顎の基礎床

　補強線（使用済みのバー）を正中矢状線に直角に第1大臼歯部に設置し，バーを基礎床に即時重合レジンを用いて強固に固定する．これは基礎床の変形防止とトレーの柄の役を果たす（図2‐37左）．

### (ii) 下顎の基礎床

　基礎床の歯槽頂部を厚く盛り上げるか補強線を用いて基礎床を補強する（図2‐37右）．

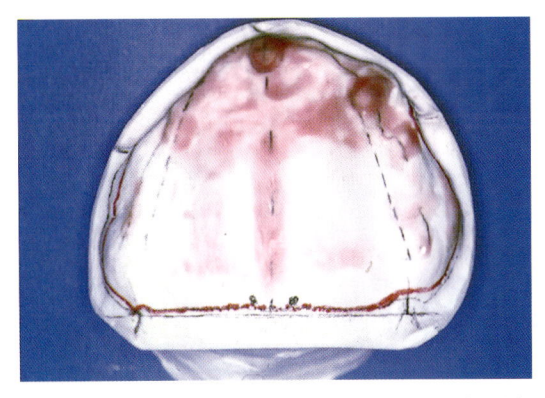

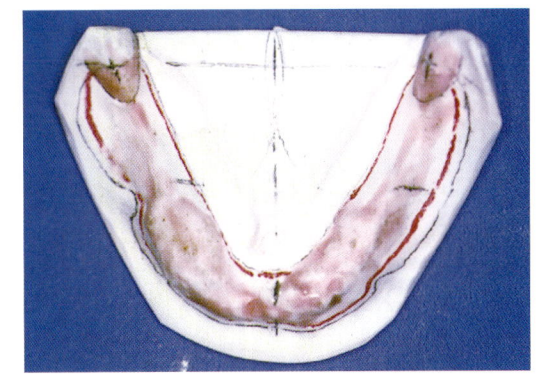

**図2‐36** 基礎床外形線（赤線）の記入と緩圧部位をリリーフした上顎（左図）と下顎（右図）

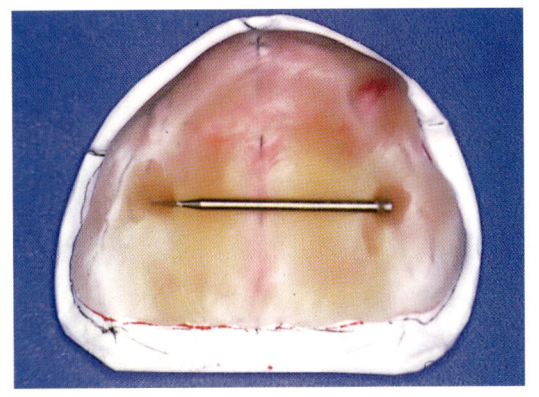

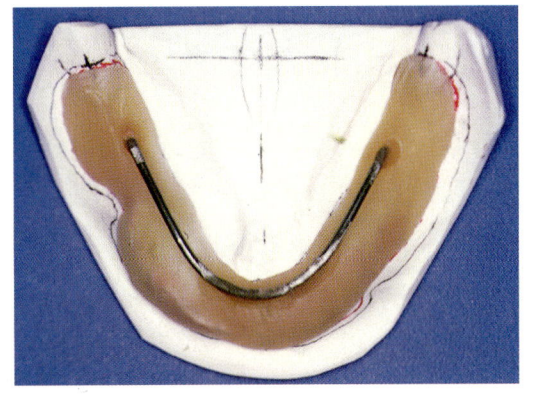

**図2‐37**
　上顎の基礎床，咬合採得から，その後の工程に使用するため，破折，変形のない程度に床の厚径を薄くし，補強しておく（右図）．左図は下顎の基礎床．

■第2章●臨床の実際■

### (4) 咬合堤の作製

基礎床上の歯列相当部にパラフィンワックスを用いて咬合堤を作製する．その形態は筆者が計測した基準数値，標準的数値，Wattら[43]による舌側歯肉縁残遺の修正線などを活用する．

このような咬合床を用いると，咬合採得時に咬合堤の修正が少なく，人工歯排列も容易なため，チェアタイムを短縮することができる．

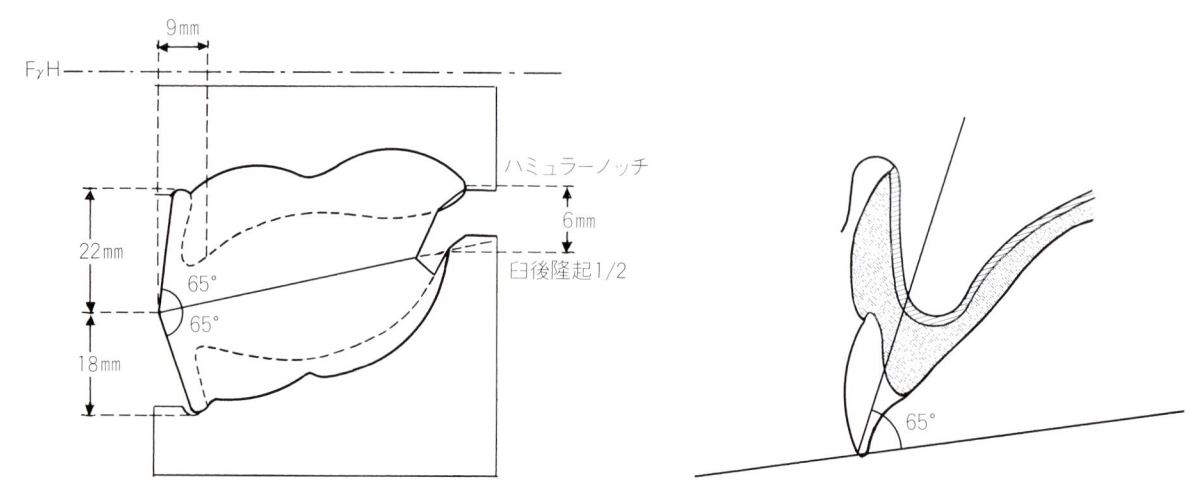

図 2 - 38　咬合堤の高さの基準寸法と前歯部唇面の傾斜角度
（日本人について筆者が計測した角度65度）

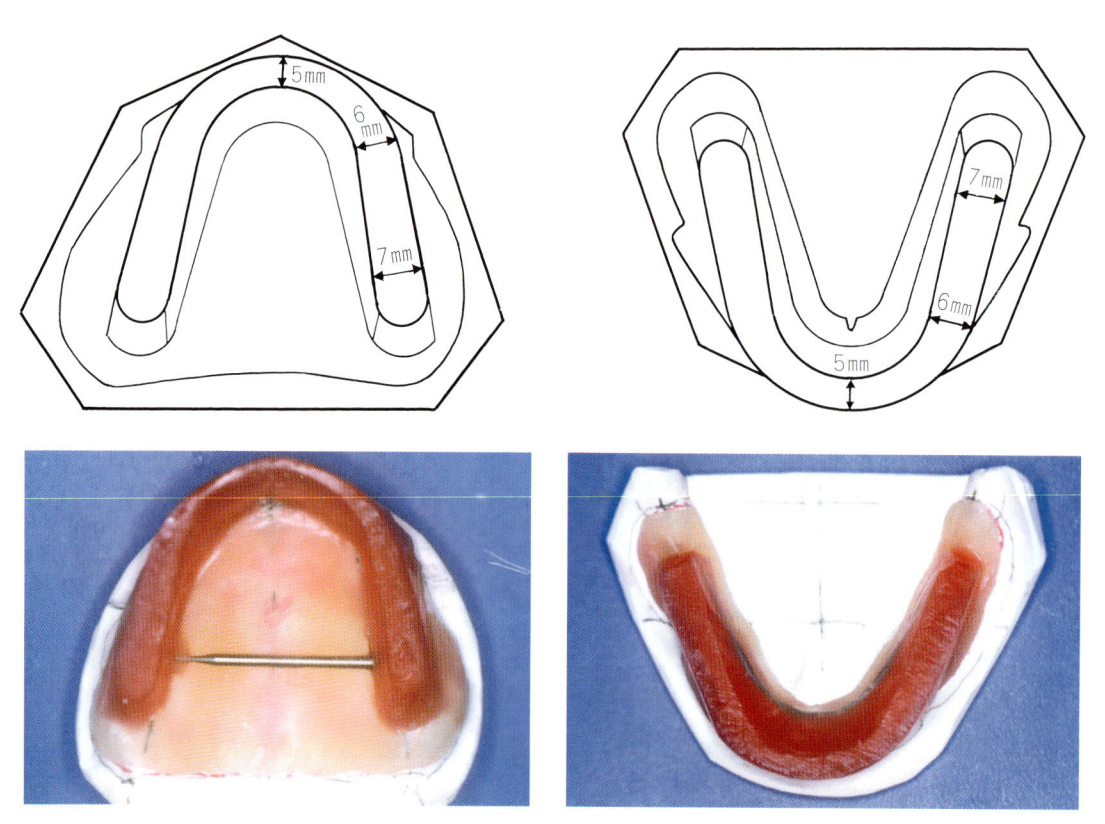

図 2 - 39　上下顎咬合堤の寸法と完成した上下の咬合床
咬合床の唇舌・頬舌径を広くすると，患者に対し異物感を与え，咬合採得誤差が生じやすい．

## 4）咬合採得と模型の咬合器装着

咬合採得は，あらかじめ作製しておいた咬合床を用いて行う．

### （1）咬合採得

無歯顎の咬合採得は咬合床を用いて行うが，床下粘膜は加圧すると変形しやすいこと，顎関節においても噛み締めによって顆頭が変位することが考えられる．

これらの点を考慮すると咬合採得は，筋肉の緊張がない状態で行うことが重要である．

咬合採得の順序は，

① 習慣性咬合を改善するため，患者をリラックスさせて「アゴの運動」を10〜15分間行わせる．アゴの運動とは，開閉口運動と下顎の前後，左右の運動である．

② 上下顎咬合床を口腔内に試適し，床粘膜面の適合性をホワイトシリコーンを用いて調べ，不適合部位があればその調整を行う．

③ 仮想咬合平面を設定するため上顎咬合堤前歯部を上唇下縁から1〜2mm下方位に修正する．

④ 下顎前歯部と上顎臼歯部の咬合堤を削除するかワックスを追加して修正し，咬合高径を設定する．

⑤ 軽いタッピング運動を行わせ，中心咬合位において咬合堤の臼歯部が同時にしかも均等に接触しているかを確認し，軽く噛ませる．強く噛ませると見掛け上の咬合接触[*1]によって正しい咬合採得を行うことができない．

⑥ 上下顎咬合床を固定し，咬合堤の唇側面に正中線を記入した後，咬合床を口腔外に取り出す（図2-40）．

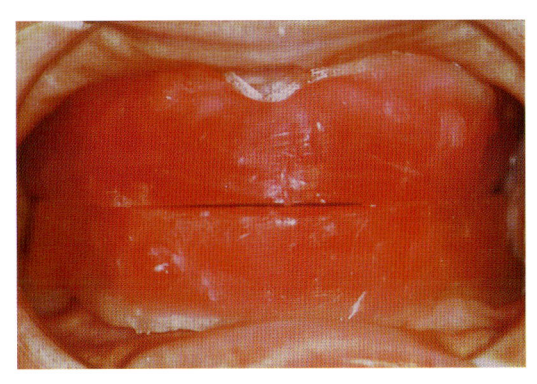

図2-40 咬合床を口腔内に試適し，咬合採得を行い正中線を記入した正面観

このように咬合採得を行っても，咬合床では正しい下顎位が得られにくい場合がある．

その理由は，

① ワックスの咬合堤が面と面の接触になるため，その面に沿って変位しやすい．

② ワックスの軟化が均一でない場合には，咬合堤の硬い方へ下顎が変位する．

③ 咬合床の安定が得られない場合には[*2]，筆者は咬合採得を2つのステップに分けて行っている．このステップでは咬合高径と上顎に対する下顎の水平的位置関係を設定し，下顎位の最終決定は第2章/第5，7，12節において咬合採得誤差を修正することにしている．

[*1] 見掛け上の咬合接触とは，咬合採得時に咬合堤の僅かな接触誤差が生じた際，粘膜から咬合床が浮き上がり咬合接触することをいう．

[*2] 下顎の顎堤が平坦か骨吸収が著しい症例は，咬合床の安定が得られない．このような場合は，まず，咬合床の安定を図るため，第2章/第7節の辺縁形成をこのステップにおいて行う．

■第2章●臨床の実際■

### (2) 模型の咬合器装着

　咬合採得によって上顎に対する下顎の位置関係が記録されている．そこで，フェイスボウ記録を行い上下顎模型を咬合器に装着する．
　その際に，スプリットキャスト法によって模型を咬合器に装着すると，①模型の着脱や模型の組み合わせが容易である，②模型の咬合器への再現性があることなどから，諸作業を能率よく進めることができる（図2-41）．

#### ＊咬合器とフェイスボウ

　咬合器は数多く市販されているが，現在，筆者は，GIRRBACHのフェイスボウと咬合器〔AMANN GIRRBACH社製，白水貿易(株)販売〕を愛用している．咬合器には，機能性，正確性，再現性，互換性など求められるが，GIRRBACHの咬合器は精度が高いため，互換性があり，術者と技工士との間で咬合器を輸送することがない（図2-42上）．
　したがって，有歯顎，無歯顎を問わず機能的な補綴治療を容易に行うことができる．
　また，GIRRBACHのフェイスボウは，ワンタッチロックタイプのユニバーサルジョイントを採用しているため，簡単にしかも正確なフェイスボウ記録を行うことができる（図2-42下）．

## 5）総合診断

　初診時に行った診査資料と規格模型から得られた情報などに基づいて総合診断を行い，治療計画を立案する．義歯作製に支障のある状態が認められる場合には，患者の同意を得て術前の包括的治療を行う．

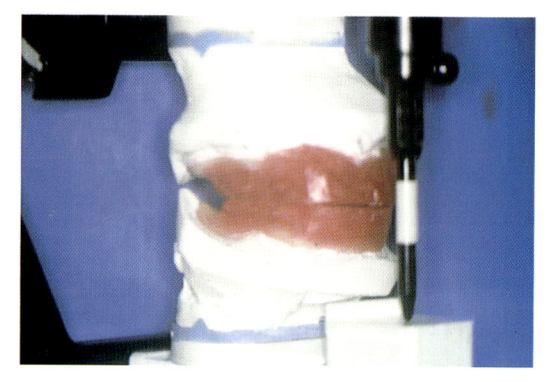

図2-41　咬合器に装着した上下顎模型（スプリットキャスト法による）

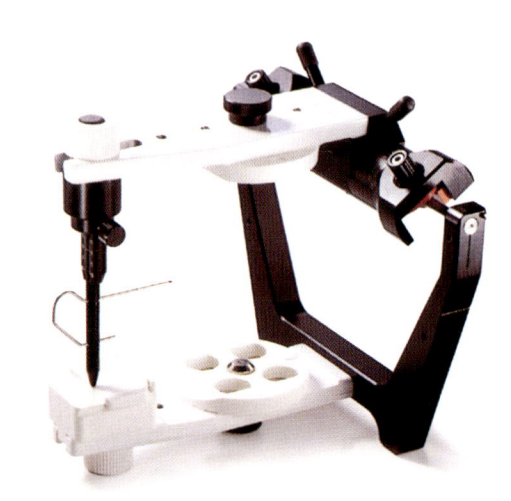

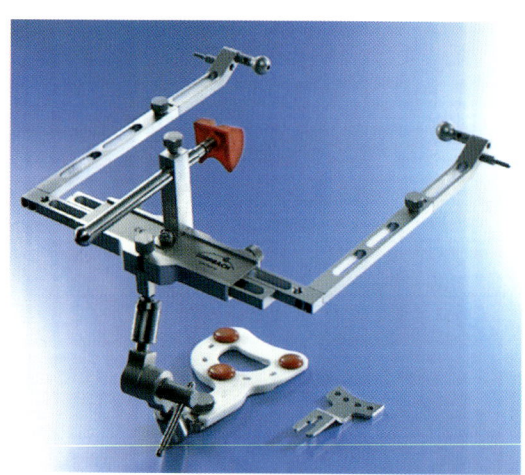

図2-42　GIRRBACHの咬合器（上図）とフェイスボウ（下図）

# 3. 人工歯の選択
*術者サイド

## (1) 前歯部の人工歯

前歯部の人工歯は，審美的観点から形態，大きさ，色調などを選択し，材質は臼歯部の人工歯より軟らかいレジン歯，硬質レジン歯を選択する．その理由は，臼歯部の咬合支持が喪失すると，下顎前歯が上顎前歯を突き上げ，上顎義歯の脱落，上顎前歯部顎堤にフラビーカムが生じたりするからである．

## (2) 臼歯部の人工歯

近年，臼歯部にレジン歯や硬質レジン歯が広く用いられ，陶歯はほとんど利用されなくなった．しかし，総義歯において陶歯をレジン歯に代えたら咀嚼力が著しく低下したとの報告もある[19]．臨床においてレジン歯や硬質レジン歯を用いた義歯の経過を追跡調査すると，臼歯部人工歯（特にレジン歯）の咬耗（摩耗）によって咬合支持が喪失し，前歯部の突き上げによる上顎義歯の脱落，咬合の不調和による障害などが起きている（図2-43）．

その一方で，臼歯部人工歯の組み合わせが陶歯対陶歯のように硬すぎると，天然支台歯の歯周組織に生じる咬合性外傷のように抵抗の弱い顎堤の吸収が急速化すると考えられる．

臼歯部人工歯の咬合面には義歯側，生体側の因子が絡み合い，様々な咬耗（摩耗）が認められる．したがって，筆者は顎堤吸収や人工歯の咬耗（摩耗）などの経年的変化を考慮する必要があると考える．

AS-システムは，PMSテクニックによって作業を進めるため，咬合面形成もFGP法の変法（第2章/第12節）によって行う．そこで，臼歯部人工歯は下顎に20度陶歯，上顎に硬質レジン歯を選択し排列する．その後，硬質レジン歯の咬合面形成を行った後，この咬合面を金属に置換する．

下顎臼歯部の陶歯と上顎金属歯との組み合わせは，金属歯はレジン歯，硬質レジン歯に比較して良好な耐摩耗性があること，咀嚼に伴う適度な咬耗（摩耗）により咬合の長期安定に有効であること，また患者の咀嚼感が良好であることから，人工歯の材質の長所を生かした合理的な選択であると考えられる．この組み合わせは，筆者の臨床経験から得た選択で，AS-システムの特徴の1つである．

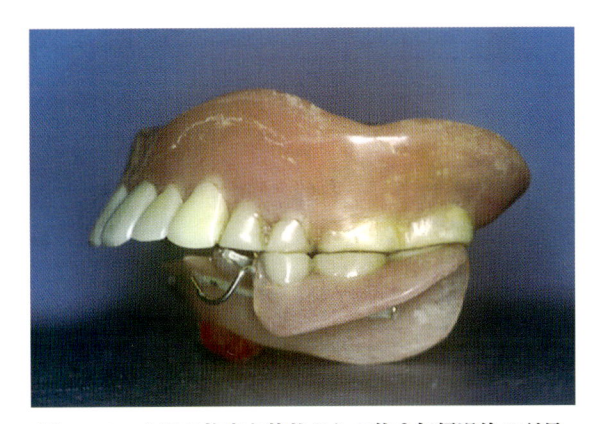

図2-43 上下の義歯を装着されて約2年経過後の所見
臼歯部レジン歯の咬合面が咬耗し，上顎義歯が脱落するようになった例．

表2-1 人工歯の耐摩耗性を示す組み合わせ（Zarb[18]）

| 2 体 間 | 摩耗抵抗性 |
|---|---|
| 金　　　　金<br>レジン　　　金<br>エナメル　　　金<br>陶材　　　金 | 良　好 |
| レジン　　　レジン<br>陶材　　　レジン | 摩耗率が大きい |

## ステップ2　前歯部被蓋関係の確立

このステップは，PMSテクニックの最初の工程である．

## 4．上下前歯部の人工歯排列と歯肉部の形成
*術者サイド（技工サイド）

前歯部の人工歯排列は，解剖・生理・審美的調和を考慮して行う．

上顎前歯の切縁の位置と唇面の前後的位置は咬合採得時に修正した咬合堤を基準に標準的な排列を行う（図2-44）．

旧義歯がある場合には，旧義歯の模型から得られた情報を参考にする．

### (1) 上顎前歯部の人工歯排列

① 上顎中切歯は顔面の正中線に一致させ，切縁の基準は切歯乳頭中央点から8～9mm前方位とする．
② 上顎犬歯は尖頭を結ぶ直線が切歯乳頭中央点を通過し，尖頭間の寸法が36mmの位置とする．
③ 顎堤形態にとらわれず左右対称的に，しかも前頭面では水平に排列を行う．

### (2) 下顎前歯部の人工歯排列

上顎前歯の排列位置が決まると下顎前歯は審美性よりも義歯の安定を考慮して排列する．
① 垂直的被蓋1.5～2.0mm，水平的被蓋2～3mmを基準に排列を行う（図2-45）．
② 下顎犬歯は前歯群と臼歯群の境に位置し，犬歯の排列位置は審美と機能に大きく関与する．臼歯部人工歯はPound's lineを基準に排列するため，前歯部人工歯を顎堤頂に排列すると前歯部歯列は後退し，

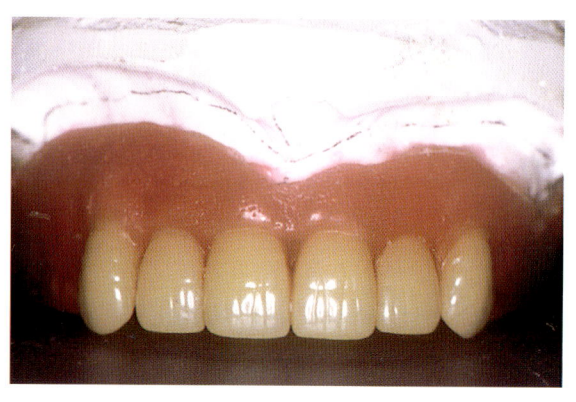

図2-44　上顎前歯部に標準的な人工歯排列を行い，歯肉部の形成を行った正面観

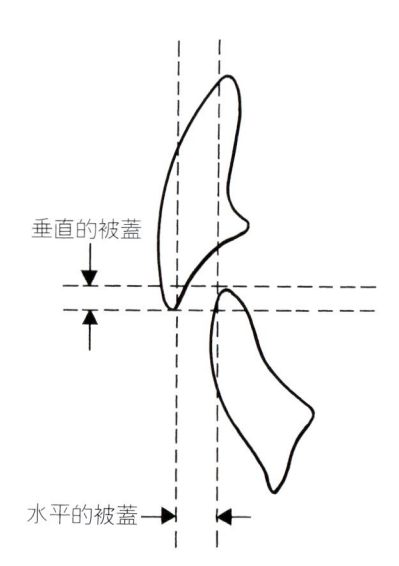

図2-45　前歯部人工歯の被蓋関係
　垂直的被蓋　1.5～2mm，
　水平的被蓋　2～3mmとする．

歯列弓全体が小さくなり舌房を侵害することになる（図2-46，図2-47）．

また，下顎犬歯は臼歯部歯列の垂直的基準にもなる（図2-48）．したがって，慎重に排列を行わなければならない．

■ステップ2．前歯部被蓋関係の確立 ■

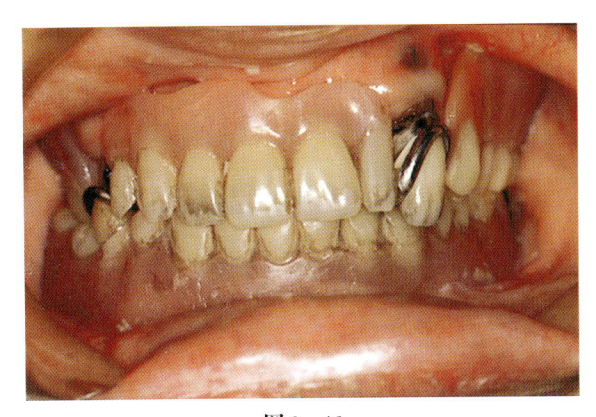

図 2 - 46
人工歯の歯槽頂上排列は機能的，審美的に好ましくない．

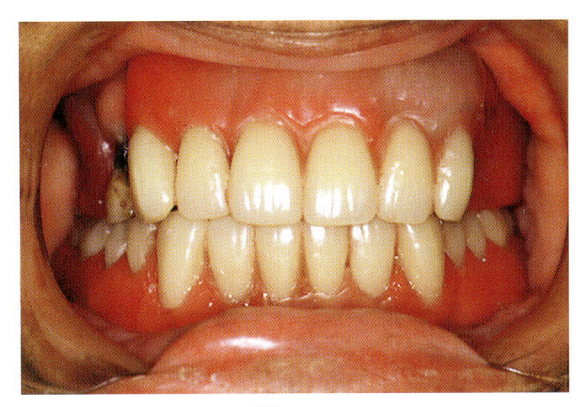

図 2 - 48
顎堤形態にとらわれず解剖学的基準点，基準数値を活用し，歯が元あった位置に人工歯を排列する．

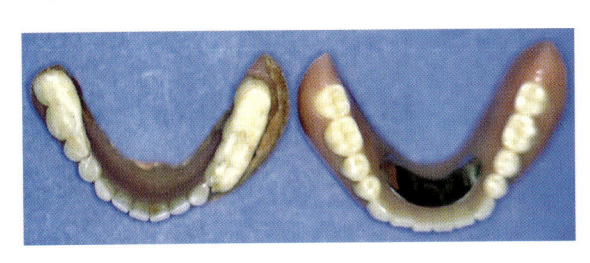

図 2 - 47
下顎犬歯は臼歯部人工歯の排列基準になるため，慎重に排列位置を決定する．

a)

b)

c)

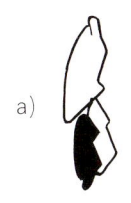

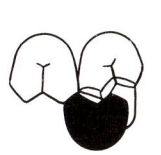

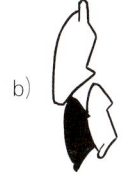

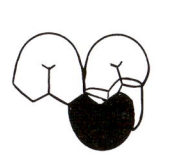

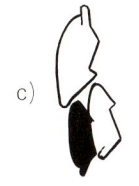

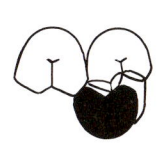

図 2 - 49　義歯に与える咬合様式と前歯の被蓋関係

（林 による[36]）

## （3）前歯部の咬合関係

義歯の咬合様式と前歯部の被蓋関係には次の3型がある（図2 - 49）．

a）上顎前歯部に対して下顎前歯部が咬頭嵌合位，偏心咬合位において接触する．

b）同，咬頭嵌合位では接触せず，偏心咬合位において接触する．

c）同，咬頭嵌合位，偏心咬合位において接触しない．

筆者は，これらのうちb）c）（特にc）を妥当と考えている．その理由は，義歯床の口腔内での沈下量を考慮し，咬合器上ではc）の咬合関係にして前歯部の人工歯排列を行う．臼歯部顎堤の経年的吸収や臼歯部人工歯の咬耗などによって前歯部が衝突し，義歯の維持，安定を損うからである．

最終的には義歯装着時，第2章/第14，17節において図2 - 49cの咬合関係に修正を行う．

症例によって，垂直の被蓋量を深くする場合には，咬合の安定を考慮しバランシングランプを設置することもある．

## （4）歯肉部の形成

パラフィンワックスを用いて義歯の研磨面の原形になる歯肉部の形成を行う．

AS - システムでは，床縁部の形成と歯肉部形成面の修正をワックスデンチャーを用いて直接口腔内において行う．したがって，このステップでは唇側の歯肉部形成は，審美性を考慮し，人工歯の歯頸部から7～8mmの範囲を自然に近い形態に形成を行う（図2 - 44）．

■第2章●臨床の実際■

## 5．咬合床の試適と
## 　　人工歯の排列位置，歯肉部形成面の修正
*術者サイド*

　上下前歯部に人工歯を排列した咬合床を口腔内に試適し，咬合床の安定状態，前歯部人工歯の排列状態，下顎位が適切であるかを調べる．

　1）咬合床の安定が得られない症例は，床縁部の辺縁形成をこのステップにおいて行う．

　2）前歯部人工歯の個々の排列位置の修正，歯軸傾斜角度の修正などもこの時点において行う．

　①顔貌（とくに口唇部）の回復状態が適正であるか？　この時点では，床縁部付近に「ふくみ綿」を適量介在させる（図2-51，52右）．

　②上顎中切歯の正中が顔面正中に一致しているか？（図2-52右）．

　③上顎前歯の切縁が微笑時のスマイルラインと調和しているか？（図2-53）．

　④個々の歯の歯軸傾斜と露出量が適切であるか？

　⑤人工歯の歯頸線と歯肉部形成面との位置関係が適切であるか？

　⑥個性的な人工歯排列について患者の要望を聞く．

などを解剖的，審美的観点から調べ，修正を行う．

　3）下顎位，咬合高径が不適切な場合には，咬合採得を再度行い，下顎模型を咬合器に再装着する．

　4）歯肉部形成面の修正を，術者の判断によって下顎は第2章／第6節，上顎は第2章／第10，11節のステップにおいて同時に行ってもよい．

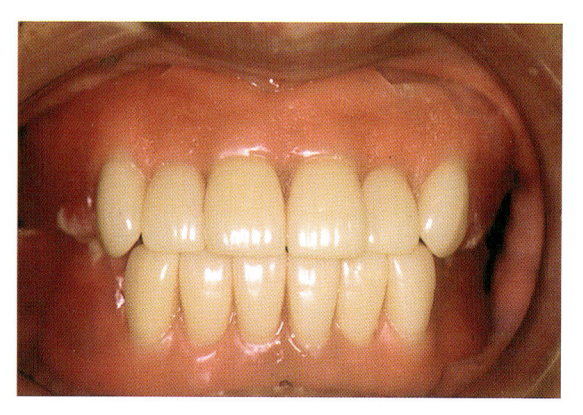

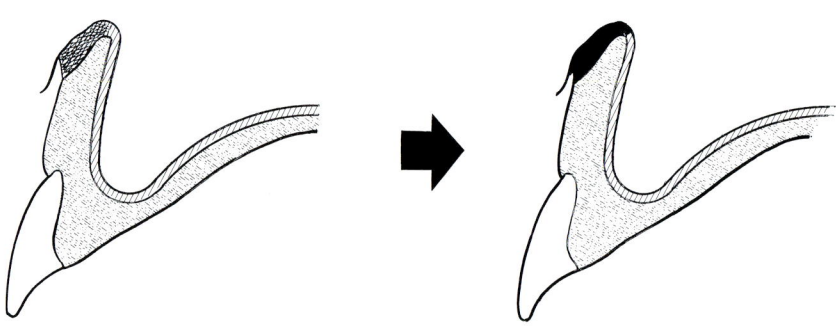

**図2-50　上下の咬合床試適時の正面観**

**図2-51**
　咬合床の床縁部付近に「ふくみ綿」を適量介在させて顔貌の回復状態を調べる．こうすることによって正中線，前歯部人工歯の排列状態，下顎位などの診査・診断ができる．床縁部の辺縁形成は第2章／第7節（下顎），第2章／第10節（上顎）において行う．

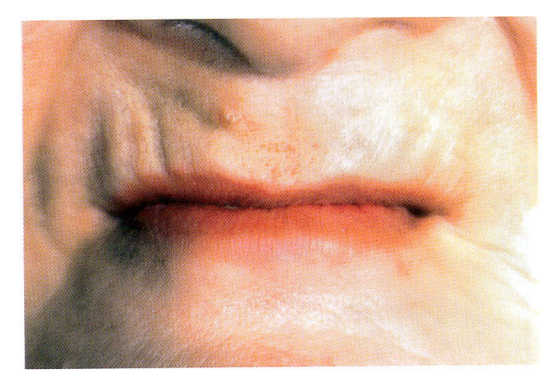

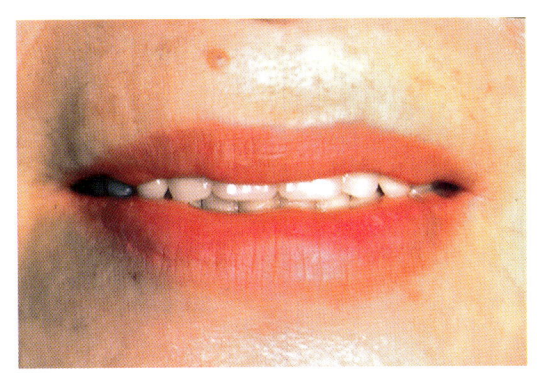

■ステップ2．前歯部被蓋関係の確立■

**図 2 - 52**
咬合床の試適前の顔貌（左図）と咬合床を口腔内に試適し，咬合床の唇・頬側床縁部に「ふくみ綿」を適量介在させ，顔貌が回復した正面観（右図）．

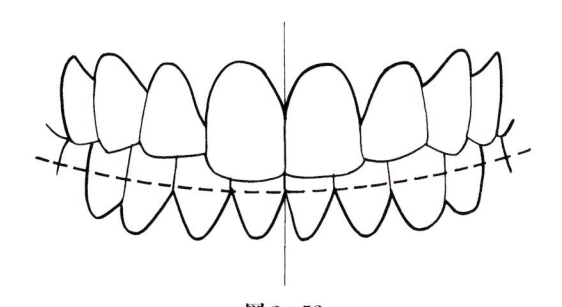

**図 2 - 53**
上顎前歯切縁がスマイルラインに一致し，切縁が下唇上縁に軽く触れるか，約1mm上方位が審美的に最も適した歯の位置である．

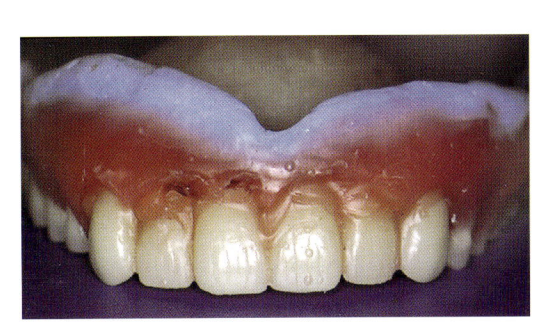

**図 2 - 54**
審美性を考慮し，個々の症例に適したように前歯部人工歯の排列位置や歯軸傾斜などの修正を行う．

## ＊前歯部人工歯の個性的排列について

患者の要望があれば，個性的な人工歯排列の修正は，諸機能に障害を及ぼさない範囲において行う（図2 - 55, 56）．

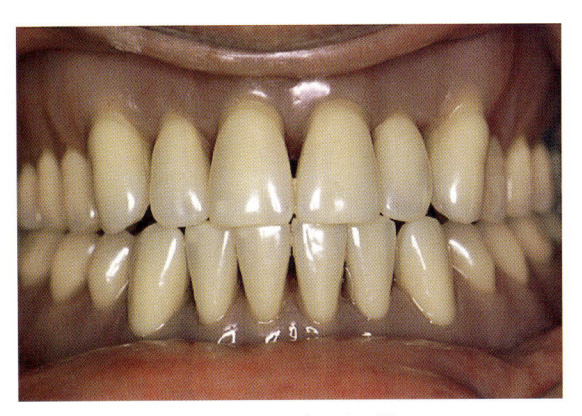

**図 2 - 55 正 面 観**

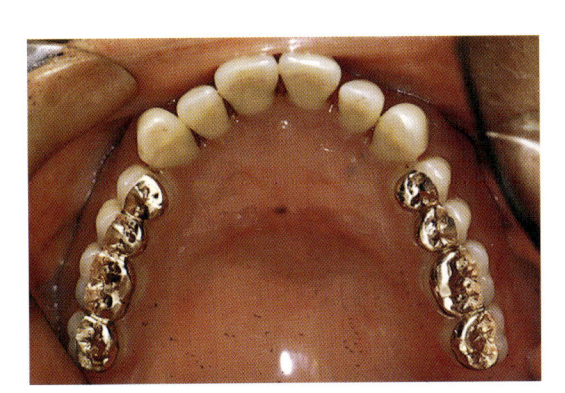

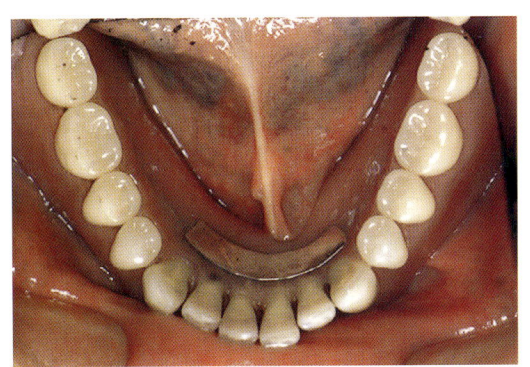

**図 2 - 56 上顎咬合面観（左図）と下顎咬合面観（右図）**

■第2章●臨床の実際

## ステップ 3　下顎臼歯部の修復

このステップは，PMSテクニックの2番目の工程である．

## 6．下顎臼歯部の人工歯排列と歯肉部の形成〔咬合平面の設定〕

**＊技工サイド**

AS‐咬合平面診断器上において咬合平面（弯曲）を設定し，下顎臼歯部の人工歯排列を行う．これによって咬合弯曲の連続性の確保と左右差が生じない人工歯排列を行うことができる．

その手順は，

①下顎臼歯部の人工歯排列は，垂直的には4インチあるいは8インチ球面板を基準に排列を行う．球面板の最下点は正中線上の後方基準線（左右側臼後隆起の中央点を結んだ直線）から約22mm前方位とする．

②頬舌的にはPound's lineあるいはWattら[43]の理論による舌側歯肉縁残遺の修正線に一致した上顎の咬合堤を基準にして排列を行う（図2‐58）．

③歯列弓の連続性を保つため前歯部歯列から臼歯部歯列にかけて移行的になるように排列する（図2‐59）．

これによって舌房が確保され，維持・安定のよい総義歯を作製することができる．

続いて，パラフィンワックスを用いて義歯の研磨面の原形になる歯肉部の形成を行う．

**＊AS‐咬合平面診断器について**

本器は，筆者が1987年9月に開発した．（株）デンテック社から市販されていたが，現在は受注生産になり，付属品の基準板は市販されている．

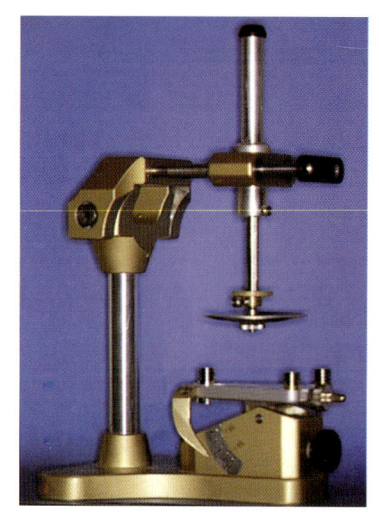

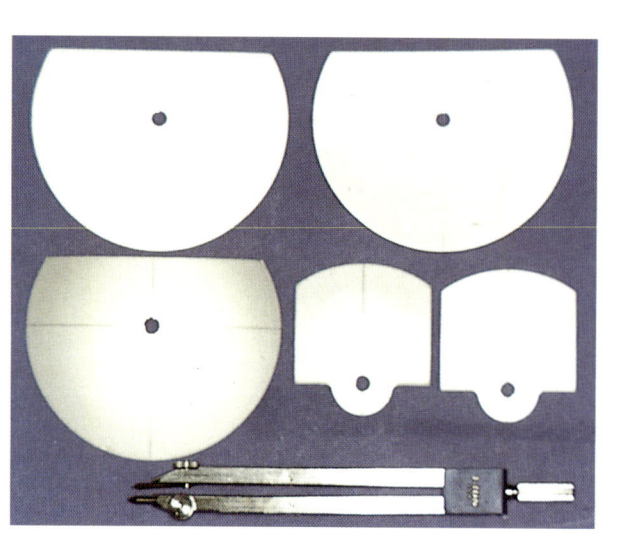

**図2‐57　AS‐咬合平面診断器（左図）とその付属品（右図）**
右図：平面板，4インチと8インチの球面板，臼歯部片側用の4インチと8インチ球面板，市販のコンパス

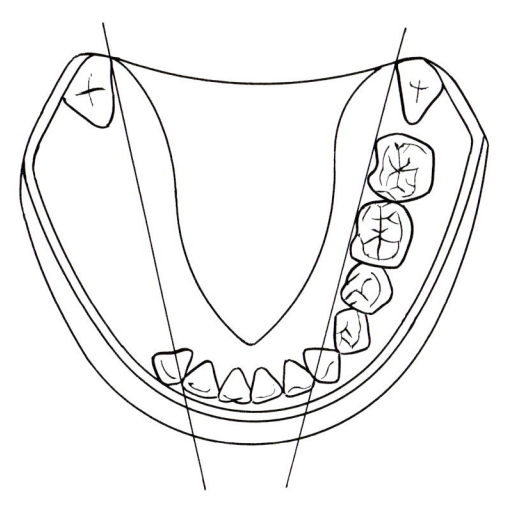

■ステップ3．下顎臼歯部の修復■

**図 2 - 58**
頬舌的な排列位置は Pound's line あるいは Watt ら[43] による舌側歯肉縁残遺の修正線を基準にするが，小臼歯はやや頬側寄りに排列する．

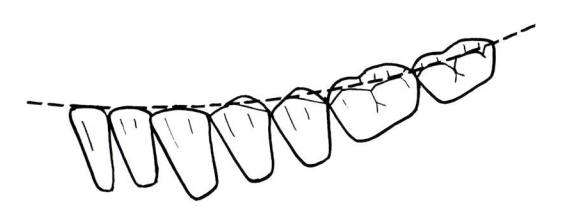

**図 2 - 59**
下顎臼歯部の人工歯排列は連続性を保ち，前歯部歯列と移行的に排列する．

## ＊咬合平面設定のポイント

1．咬合平面は FH を基準にして
①前頭面的に平行．
②矢状面では0度～－20度の範囲．
③顎堤が低く平坦な症例，上顎前歯部がフラビーガムの症例，顎堤吸収が著しい症例などは矢状傾斜を適宜緩徐に設定する[40]．

2．咬合弯曲は
加齢に伴う歯の咬耗による咬合面の平坦化，顎関節における関節窩の平坦化による顎運動の変化などを考慮し，
①4インチあるいは8インチ球面板を使用するが，高齢患者には8インチ球面板を

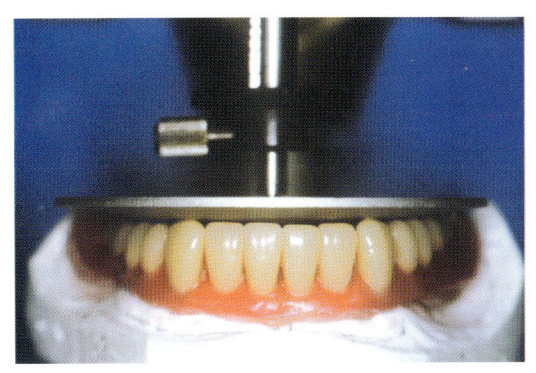

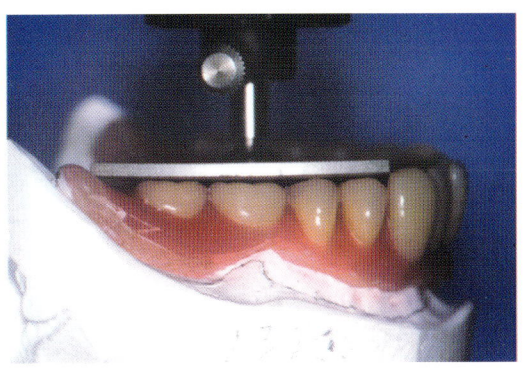

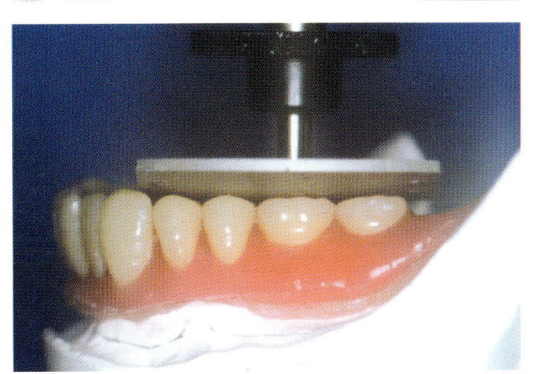

**図 2 - 60　下顎臼歯部の人工歯排列と歯肉部の形成（人工歯の歯頸部から7～8 mmの範囲）が終わった下顎のワックスデンチャー**

上図：正面観，中図：右側方面観，下図：左側方面観

選択する．
②矢状面・側方面的咬合弯曲が強いと総義歯の維持・安定が得られにくい．有歯顎では顎口腔機能異常が生じやすい[3]．

このようにして，総合的な視点から患者の年齢に適応した咬合平面（弯曲）の設定を行う．

# 7. 下顎ワックスデンチャー床縁部の辺縁形成と歯肉部形成面の修正

**＊術者サイド**

　義歯床辺縁部は，床縁周囲の可動軟組織の動態に調和した形態でなければ確実な辺縁封鎖は得られない．そのために，人工歯排列と歯肉部形成が終わったワックスデンチャーを患者の口腔内に試適し，最終的な下顎位の決定を行う．つぎに，床縁部の辺縁形成を行う．その術式は，

①臼歯部の確実な咬合支持（筆者による咬合の4点支持方式）を得るため，上顎咬合堤の7 4│4 7部に表面が平坦なレジンブロック（直径3～4 mm）を設置し基礎床に固着する（図2 - 61, 62）．

②下顎ワックスデンチャーに排列した7 4│4 7の人工歯の頬側咬頭頂（機能咬頭）と上顎咬合堤のレジンブロックとが均等に接触しているかを確認し，下顎位を決定する（図2 - 63）．

　機能印象採得前に咬合の安定を図ることが重要である．

③軟らかい餅状の常温重合レジン（＊辺縁形成材）をワックスデンチャーの床縁部に添加する．素早くワックスデンチャーを口腔内に運び入れ，咬合させたまま術者が手指で辺縁形成材を床縁周囲に軽く圧接する．同時に機能運動を行わせ咬合させてレジンの硬化を待つ．

④レジン硬化後，ワックスデンチャーを取り出し床粘膜面に入ったレジンを削除する．辺縁形成を行ったレジンは硬化すると基礎床に固着する．固着したレジンは変形や脱離の恐れがないため，追加，削合などの形態修正を容易に行うことができる．

⑤ホワイトシリコーンを用いて床粘膜面の適合状態を確認する．続いて床縁部と歯肉部形成面の過不足状態を調べ必要な場合には形態修正を行う（図2 - 65）．

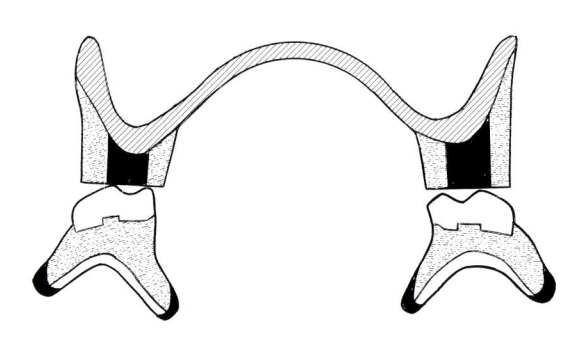

**図2 - 61**
　下顎のワックスデンチャー床縁部の辺縁形成は，人工歯排列と歯肉部形成が終わったワックスデンチャーを用いて行う．床縁部に軟らかい餅状の常温重合レジン（＊辺縁形成材）を適量添加し，直接患者の口腔内において機能運動を行わせ，ワックスデンチャー床縁部の辺縁形態を整える．その際，中心咬合位において左右4ヵ所の咬合支持（図2 - 62）が確実な状態で行う．

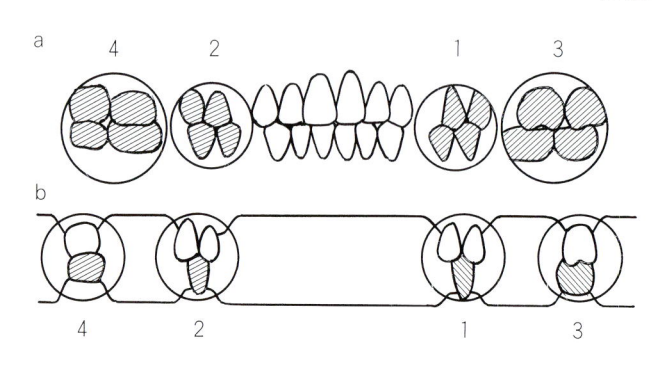

**図2 - 62　Eichnerによる咬合支持域の説明**
　中心咬合位における顎位の支持は，これら4ヵ所で行われる．

（Körber K[13]による）

■ステップ３．下顎臼歯部の修復■

**＊辺縁形成材について**

　筆者は，10数年前，辺縁形成材を開発するため某社と共同研究を行った．操作性に優れた無刺激性の常温重合レジンの辺縁形成材の試作品が完成した．某社の学術部がアンケート調査を行った結果，「製品化した場合，辺縁形成に使用するには価格的に見合わない」という理由で製品化されなかった．そのため，筆者は，刺激が強く，操作性において試作品には及ばないが，オストロン（GC社製）をやむを得ず辺縁形成材に使用している．

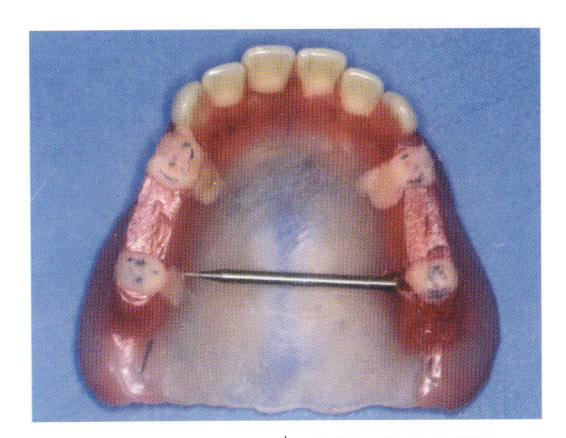

**図2-63** 咬合堤の 7 4 | 4 7 部に表面が平坦なレジンブロックを設置した上顎の咬合床

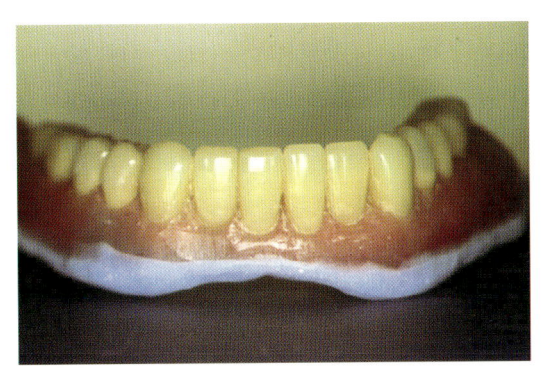

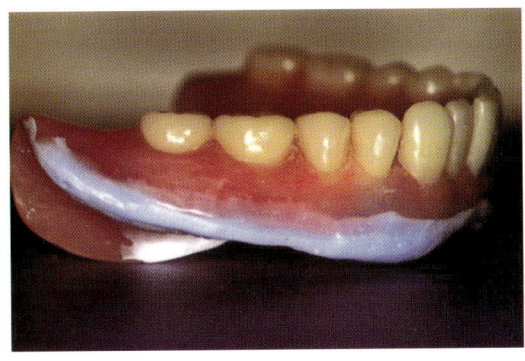

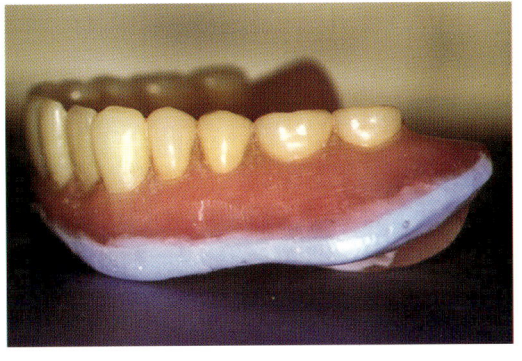

**図2-64** ワックスデンチャー床縁部の辺縁形成を行い，歯肉部形成面と移行的に修正した所見

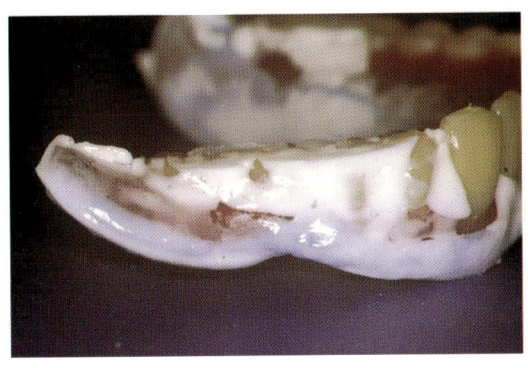

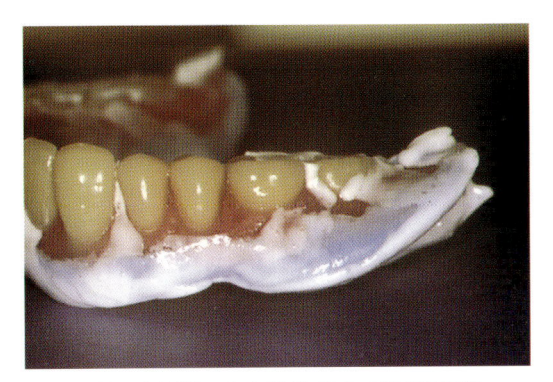

**図2-65** ホワイトシリコーンを用いて，床粘膜面の適合状態と床縁部，歯肉部形成面の過不足状態を調べた左右側方面観

# 8．下顎ワックスデンチャーによる最終機能印象採得と重合用模型の作製

**＊術者サイド**

　辺縁形成と歯肉部形成面を修正した下顎ワックスデンチャーを用いて，タッピングによる最終機能印象採得を行う（図2-66）．

①ワックスデンチャーの床粘膜面から歯肉部形成面にシリコーン印象用の接着剤を薄く塗布する．

②流動性の高いシリコーン印象材を練和し，床粘膜面から歯肉部形成面に添加する．

③術者が素早くワックスデンチャーを口腔内に装着し，上顎の咬合床（第2章の7項の図2-63）と咬合させて軽いタッピング運動を行わせる．これによって過剰になった印象材が排除される．流出した印象材を素早く除去する．

④術者が手指で $\overline{6\ 5\ |\ 5\ 6}$ 部を保持して最大開口させ，続いて口唇突出，舌運動，嚥下などの機能運動を誘導する．過度な運動や術者による口唇，頰などを動かすことは行わない．咬合させて印象材の硬化を待つ．

⑤印象材が硬化したのち，咬合関係を再度確認する．正しければ上顎咬合堤の $\dfrac{7\ 4\ |}{|\ 4\ 7}$ 部に即時重合レジンを少量添加し咬合させてレジンの硬化を待つ．
　　または，バイトシリコーンを用いて咬合採得を行う．

⑥ワックスデンチャーを口腔内から取り出し，印象面全体が鮮明，正確であるかを調べる．

⑦ボクシングを行い，超硬石膏泥を注入して重合用模型を作製する（図2-67）．

　総義歯は，床縁形態に維持を求めているため義歯の維持が確実に得られる形態の印象を採得しなければならない．最終印象を完成義歯に近い形態のワックスデンチャーをトレーとして機能時，安静時における顎堤粘膜，周囲可動粘膜，舌の運動時などの状態を採得し，印象を完成する（図2-66）．

　第2章／第9節のステップにおいて義歯を完成すると，完成義歯の義歯床粘膜面，床縁，研磨面などに機能的形態を付与することができる．

＊　完成義歯の床縁，研磨面形態は第2章／第9節の図2-71，第17節の図2-115を参照．
　下顎義歯の唇頰側床縁から研磨面が粘膜と密着して辺縁封鎖が得られ，さらに，頰側の研磨面には頰筋が押さえ込む形態を付与することができる．

　舌側においても床縁から研磨面が粘膜と密着して辺縁封鎖が得られ，さらに，研磨面の凹面形態により舌房が確保され，義歯の維持・安定に有効な形態になる．

■ステップ3．下顎臼歯部の修復■

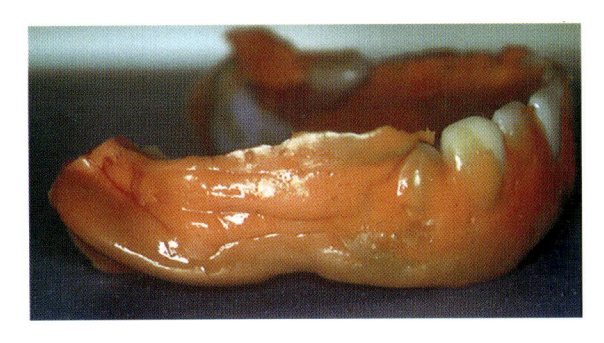

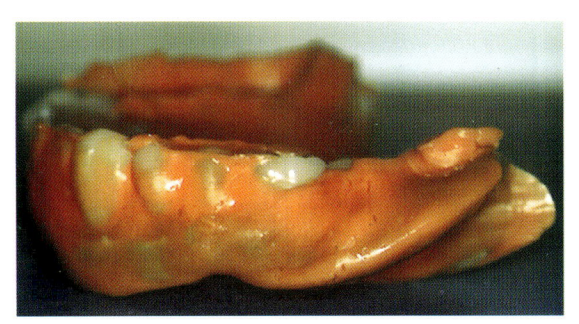

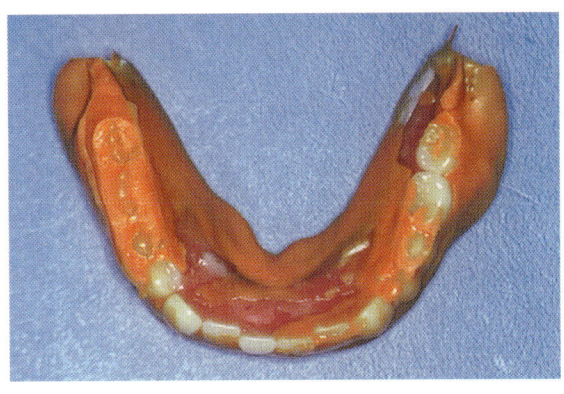

図2-66 シリコーン印象材を用いて最終機能印象採得を行った下顎のワックスデンチャー
左上図：右側方面観，右上図：左側方面観，左下図：咬合面観

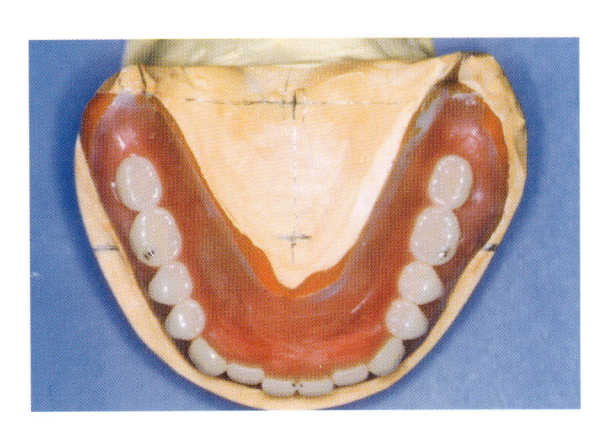

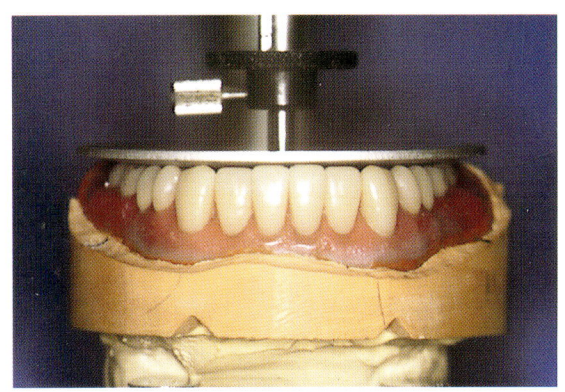

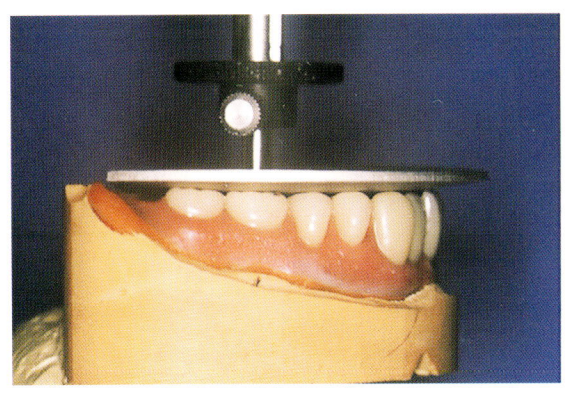

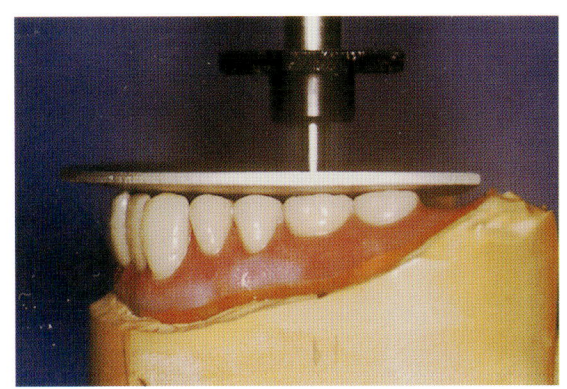

図2-67
左上図：重合用模型の咬合面観，右上図：歯列形態を確認中の正面観，左下図：右側方面観，右下図：左側方面観

39

■第2章●臨床の実際■

## 9．下顎（金属床）義歯の重合⇒研磨⇒完成
### ＊技工サイド

下顎義歯を完成する手順は，
①パテタイプのシリコーン印象材を用いて歯肉部のコアを作製する（図2-68）．
②歯肉部形成面をワックスを用いて修正した後，人工歯の歯頸線が明確になるように形成する．舌側面も同様に人工歯から床縁までを移行的に仕上げる．
③金属床のフレームを作製（図2-69）し，義歯の重合時に床内部に設置する．症例によってはラミネート式に仕上げることもある．
④床用レジンの重合は重合時の歪みをできるだけ少なくするためイボカップシステム〔IVOCLARVIVADENT社，白水貿易（株）販売〕（図2-70）で行う．しかし，加圧重合であっても床用レジンの変形収縮を「ゼロ」にすることはできない．義歯床が大きく，厚い床は変形収縮が大きい．さらに，床形態が複雑なものは一様には収縮しないと考える．これらの点を考慮し，まず，下顎義歯を重合し完成する（図2-71）．

### ＊下顎の金属床義歯について

金属床は機械的強度があるため，破折，変形，たわみがない．したがって，義歯床の厚径を薄く加工できるから異物感が少なく，熱伝導がよいなどの利点が多い．しかし，問題点は，不適切な術式の採用や金属床部分の設計を誤ると義歯装着後の調整，削除などが困難なうえ，義歯の維持（吸着）も損われる．

また，床粘膜面のほとんど全域を金属にする方法の発表もあるが，義歯装着後の床下組織の変化を考えると好ましくない．

そこで筆者は，これらの点を考慮し下顎の金属床は，レジン床の内部に金属フレーム（格子，網状など）を埋入する方法，または，ラミネート形式によって作製する方法で行っている．したがって，義歯の維持（吸着）を損なうことはない（図2-69，71b）．

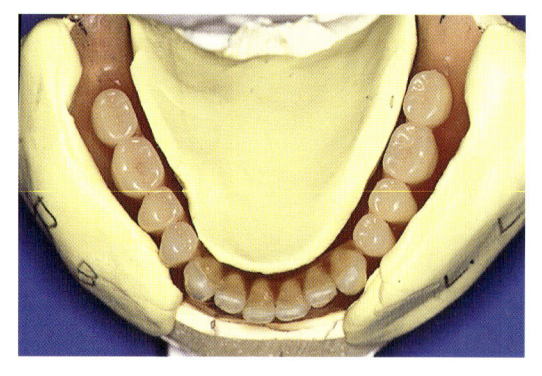

図2-68　パテタイプのシリコーン印象材を用いて歯肉部形成面のコアを作製した．

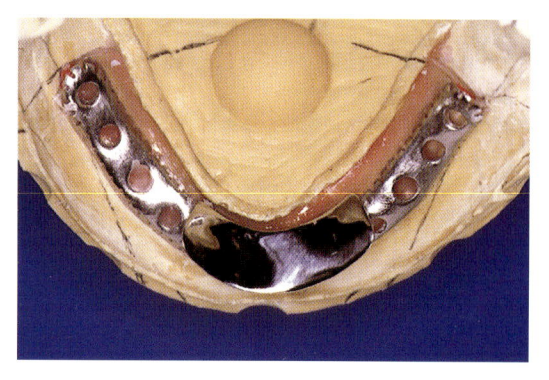

図2-69　下顎の金属フレーム

■ステップ3．下顎臼歯部の修復■

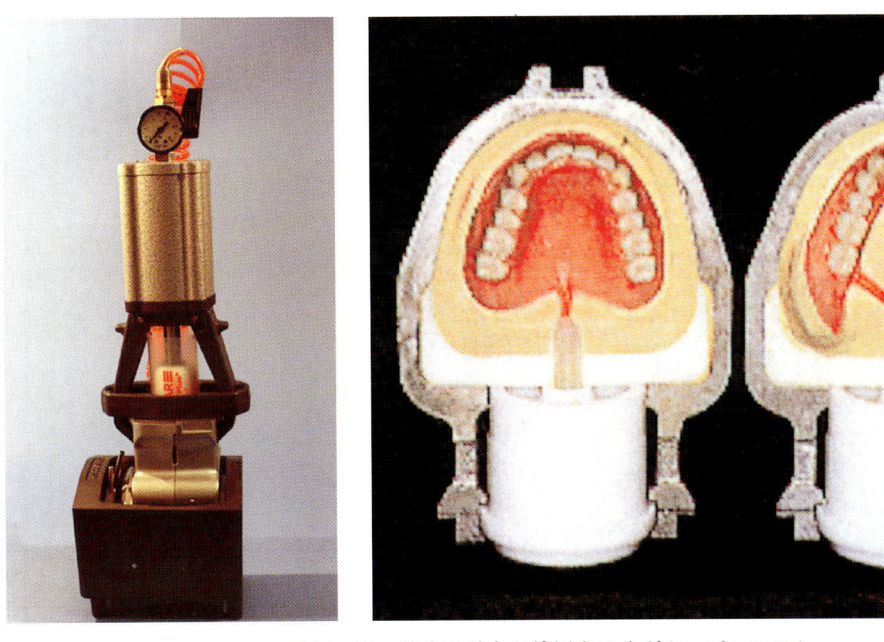

**図2-70 義歯の重合に使用するイボカップシステム**
本システムは，レジンの重合収縮が極めて少なく，高精度のレジン床義歯が作製できる．

a

b

c

d

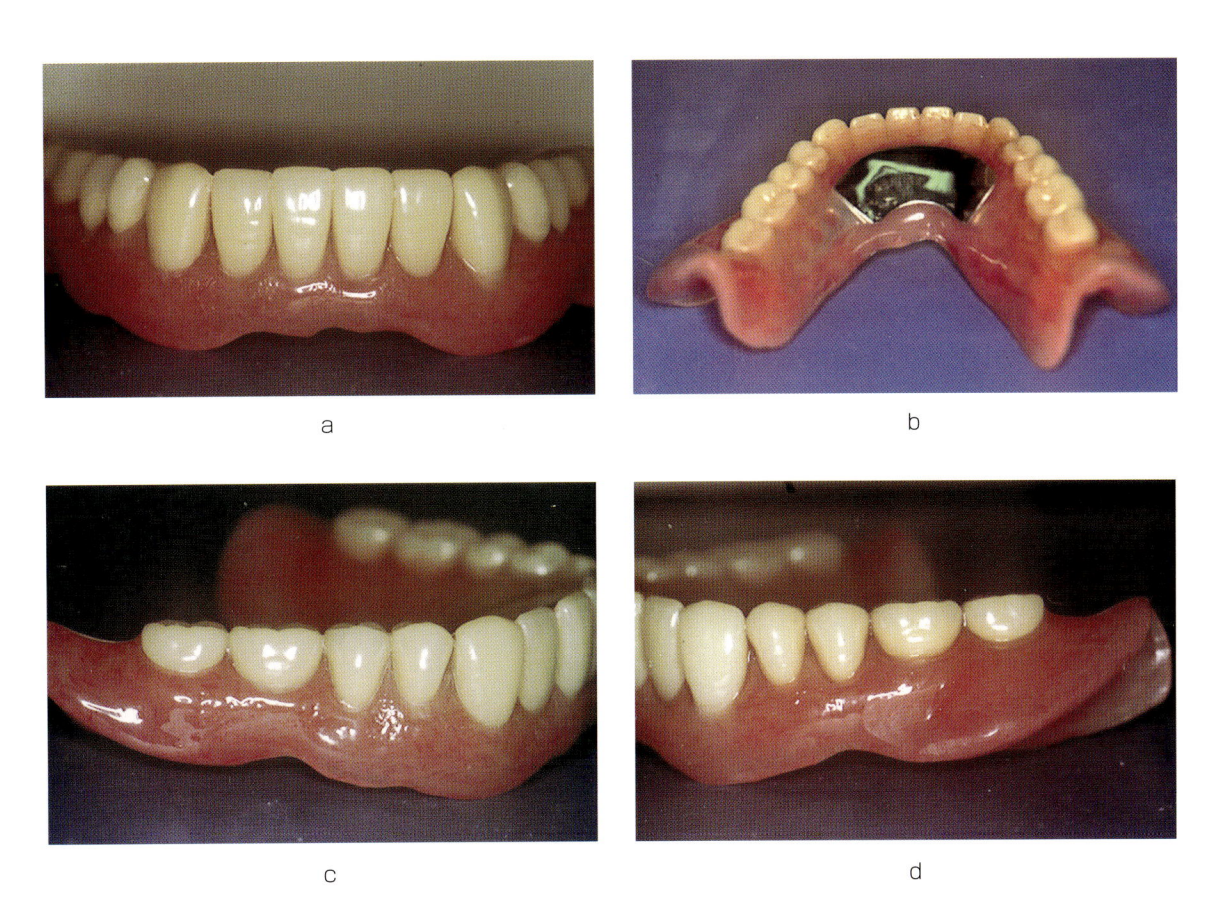

**図2-71 完成した下顎総義歯**
a．正面観，b．後方面観，c．右側方面観，d．左側方面観．

41

■第2章●臨床の実際■

## ステップ4　上顎臼歯部の修復

このステップは，PMSテクニックの3番目の工程である．

## 10. 上顎臼歯部の人工歯排列と歯肉部の形成
*技工サイド

下顎の完成義歯とともに，上顎の咬合床を咬合器上の上顎模型に移すと同時に，下顎の完成義歯を咬合器に装着する．

①上顎臼歯部の人工歯排列は，下顎の完成義歯の歯列に咬合させて行う．
②前頭面的に歯軸を頬側傾斜させる．アンチモンソン様の調節彎曲は義歯の安定に好ましくない（図2-72）．
③水平的被蓋が浅いと頬を噛むから好ましくない．

続いて，パラフィンワックスを用いて義歯の研磨面の原形になる歯肉部形成を下顎の場合と同様に行う（第2章/第6節を参照）．骨吸収が進行し，口腔前庭（labial & buccal space）の幅が広くなった症例（図2-75．次節の図2-79は53歳，男性の症例）は，このステップにおいて歯肉部形成面を床縁部近くまで厚く形成しておく．

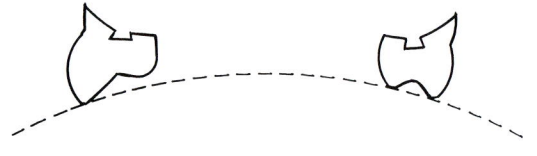

**図2-72**
上顎臼歯部の人工歯排列に際し，アンチモンソンカーブの排列は咬合の安定には好ましくない．

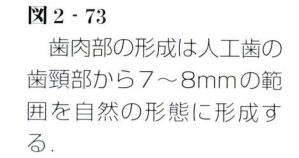

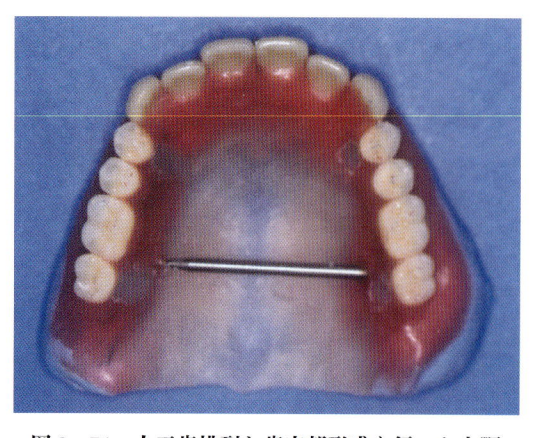

**図2-73**
歯肉部の形成は人工歯の歯頸部から7〜8mmの範囲を自然の形態に形成する．

**図2-74** 人工歯排列と歯肉部形成を行った上顎のワックスデンチャー

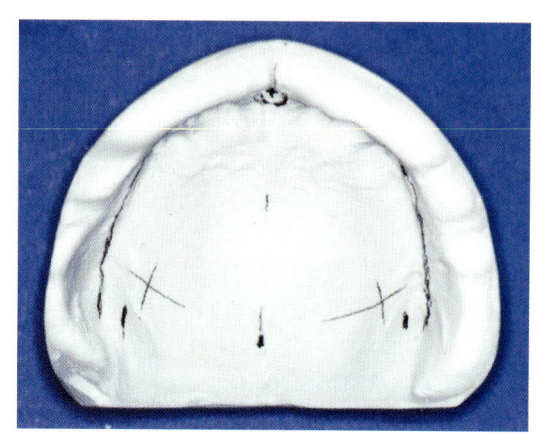

**図2-75**
顎堤吸収が進行した症例は，歯肉部形成面を床縁部近くまで厚く形成しておく．

■ステップ4．上顎臼歯部の修復■

## 11. 上顎ワックスデンチャー床縁部の
## 　　辺縁形成と歯肉部形成面の修正

*術者サイド*

　下顎の完成義歯と上顎ワックスデンチャーを患者の口腔内に試適し，咬合関係が正しいか確認を行う．

　①下顎の場合と同様に上顎ワックスデンチャー床縁部の辺縁形成を行う（図2-76, 77）．（術式は第2章/第7節の③参照）
　②床粘膜面，床縁，歯肉部形成面の適合状態をホワイトシリコーンを用いて調べ，不適合部位と歯肉部形成面の形態修正を行う．そして，完成義歯に近い形態のワックスデンチャーに仕上げる（図2-78）．

　とくに前節の図2-75のような症例は，完成義歯に近い形態のワックスデンチャーをトレーとして最終機能印象採得を行う．これによって，床縁には周囲粘膜の動態が記録される．義歯を完成すると十分な長さと厚さの床縁形態が得られる（図2-79）．

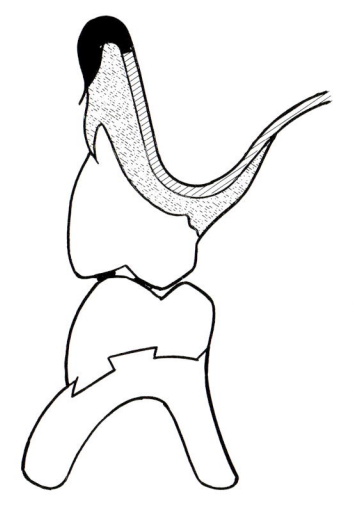

図2-76　床縁部の辺縁形成を行った断面図

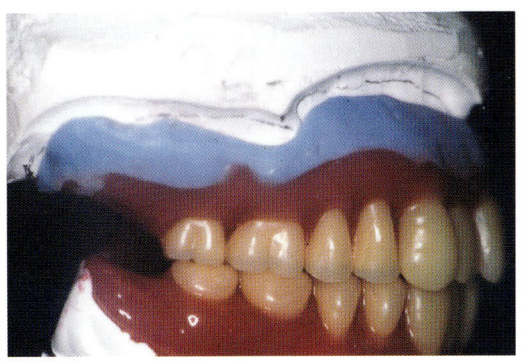

図2-77　上顎のワックスデンチャー床縁部の辺縁形成を行った右側方面観

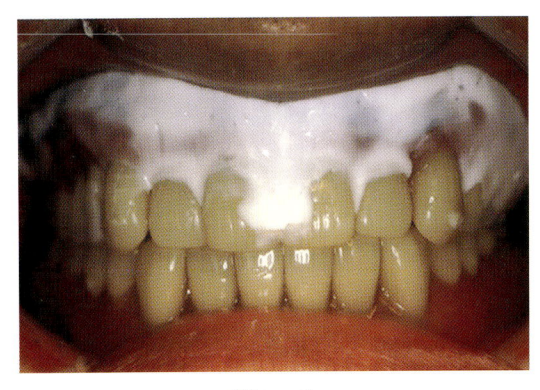

図2-78
　ワックスデンチャーの床粘膜面の適合状態と，床縁部，歯肉部形成面の過不足状態を調べた．

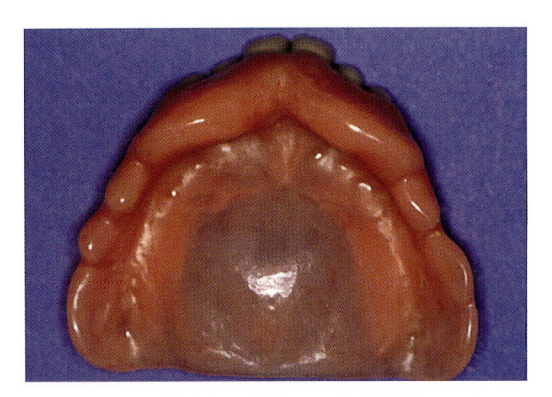

図2-79　顎堤吸収が進行した症例（図2-75）の完成義歯
　歯肉部形成面を厚くしたワックスデンチャーをトレーとして最終機能印象を行い義歯を完成した．

43

## 12. 上顎ワックスデンチャーによる最終機能印象採得と重合用模型の作製

*術者サイド

辺縁形成と歯肉部形成面を修正した上顎ワックスデンチャーと下顎完成義歯とを口腔内に試適する．咬合関係が正しければ，下顎の場合と同様に上顎のワックスデンチャーを用いてタッピングによる最終機能印象採得を行う．

①ワックスデンチャーの床粘膜面から歯肉部形成面にシリコーン印象用の接着剤を薄く塗布する．
②流動性の高いシリコーン印象材を練和し，床粘膜面から歯肉部形成面に添加する．
③術者が素早くワックスデンチャーを口腔内に装着し，まず術者が手指でワックスデンチャーを顎堤に圧接し，基礎床に設置したバー部を保持して最大開口させる．
④続いてタッピング運動を行わせると，過剰になった印象材が排除される．流出した印象材を素早く除去する．
⑤直ちに口唇突出，嚥下などの機能運動を誘導する．その後は義歯周囲可動粘膜の安静時の状態を記録するため，過度な運動や術者による口唇，頬などを動かすことは行わず，咬合させたままで印象材の硬化を待つ（図2-80）．
⑥印象材が硬化した後，咬合関係の確認を行う．
⑦正しければワックスデンチャーを口腔内から取り出し，印象面全体が鮮明であるかを調べる．
⑧ボクシングを行い，印象面に超硬石膏泥を注入し重合用模型を作製する（図2-81）．
⑨ポストダム設定位置の粘膜の被圧縮度を触診する．ポストダム設定範囲と粘膜が厚いか薄いかを記録しておく．

第2章/第8節で述べたように，完成義歯に近い形態のワックスデンチャーをトレーとして最終機能印象を採得し，印象を完成する（図2-66参照）．第2章/第13節のステップにおいて義歯を完成すると，義歯の唇頬側床縁から研磨面が粘膜と密着して辺縁封鎖が得られ，審美性の回復と義歯の維持・安定に有効な形態になる．

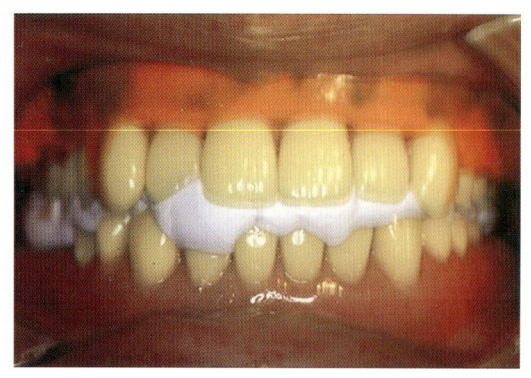

**図2-80**
上顎のワックスデンチャーを用いてタッピングによる最終機能印象採得を行い，印象材が硬化した後，バイトシリコーンを用いて咬合採得を行った正面観．

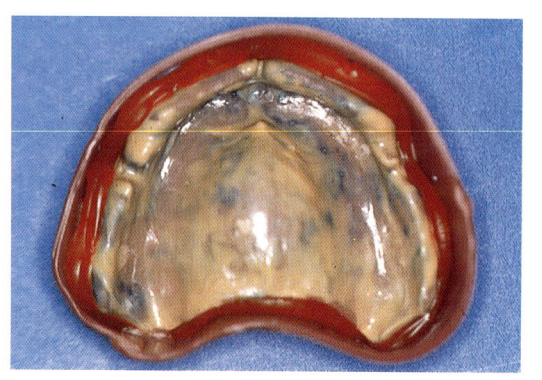

**図2-81**
ボクシングを行い，印象面に超硬石膏泥を注入し重合用模型を作製する．

■ステップ4. 上顎臼歯部の修復■

## 13. 上顎レジン床義歯の重合⇒研磨⇒完成
*技工サイド

　下顎義歯と同様な手順でワックスデンチャーの歯肉部形成面を仕上げ，レジン床義歯を完成する．

　ポストダムの形成は、術者からの指示書通りに，その形態と深さを決定し模型を削除する（図2-83）．

　ポストダムの形態や形成法はいろいろあるが，義歯床後縁の封鎖を高め上顎義歯の維持力の増強を図るのが目的である．口蓋の床縁相当部粘膜の厚径を考慮してポストダムの深さを決定する．ポストダムの深さが浅いと義歯の維持が悪くなる．したがって，床用レジンの重合歪みを考慮し，粘膜が薄い場合の最深部は約1mm，厚い場合には約2mmの深さに模型を削除する．そして，完成義歯装着時に過剰な圧迫部位を調べ，削除する術式で行う．

　床用レジンの重合はイボカップシステムによって行う．

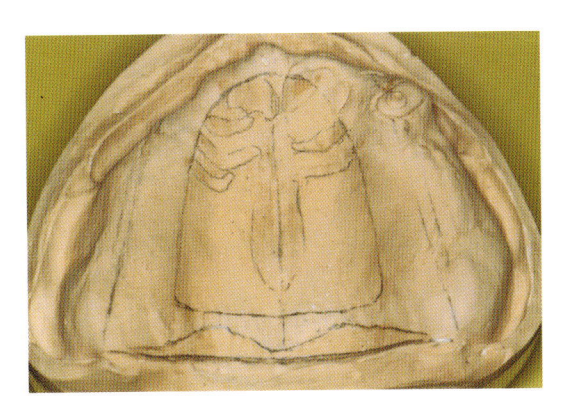

図2-82　上顎の重合用模型にポストダムの位置と範囲を設定した．

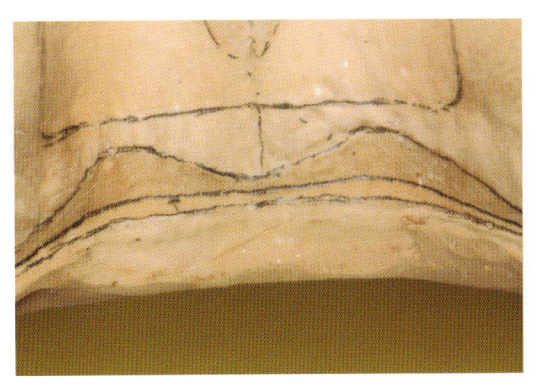

図2-83　同．ポストダムを形成した

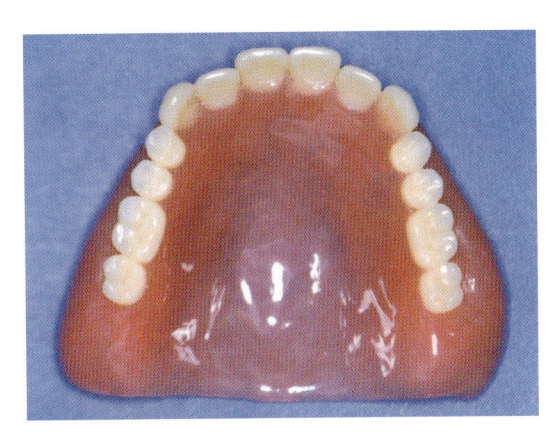

図2-84　完成した上顎のレジン床義歯

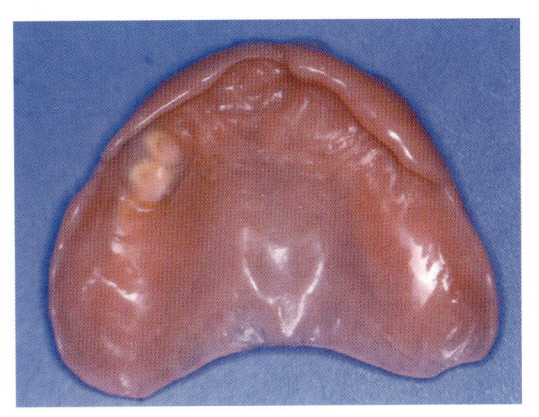

図2-85　同．粘膜面観

45

■第2章●臨床の実際■

# 14. 上下レジン床義歯装着時の診査と微調整
＊術者サイド

　AS-システムによって義歯を作製したからといって義歯装着時に無調整ということにはならない．

## （1）義歯床の適合状態の調整

①下顎義歯の床粘膜面，床辺縁部，研磨面などの適合状態を調べるため，床粘膜面から研磨面にホワイトシリコーンを薄く添加して，素早く顎堤に圧接する．シリコーンが硬化したら義歯を取り出す．シリコーンが薄い部分的な圧迫部位の床粘膜面を削除する．上顎義歯も同様に行う．

②床辺縁部が部分的に長すぎたり研磨面が必要以上に厚いと，リップサポート，バッカルサポートが得られず，義歯の維持，安定と異物感，審美性などに影響する．床辺縁部の部分的な圧迫部位や研磨面の豊隆過多な部位の形態修正を行う（図2-86）．

③これらの形態修正は，義歯が安定するまで繰り返し行う．

④下顎義歯の舌側後縁を後方に延ばし過ぎると義歯の維持が得られない．ホワイトシリコーンを用いて床後縁部を調べ，舌の運動を障害しないように床縁の形態修正を行う（図2-87）．

## （2）咬合接触関係の調整

　総義歯に解剖的人工臼歯や準解剖的人工臼歯を用いた場合，上下顎人工臼歯の咬合接触は上下顎舌側咬頭および下顎頬側咬頭と咬合する部位（ABC）は中心咬合位で咬合高径を保っている．したがって，咬合高径を保ち，作業側においてワイドセントリックを付与する咬合接触になるように形態修正を行う．

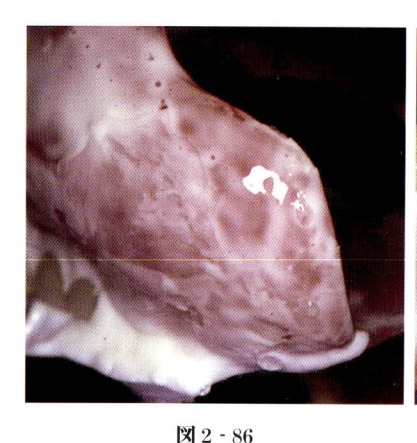

**図2-86**
上顎義歯の頬側後縁部（上顎結節の外側）の研磨面が厚いと，下顎の前方，前側方運動時に障害になる．ホワイトシリコーンを用いて調べ，過剰部を削除する．

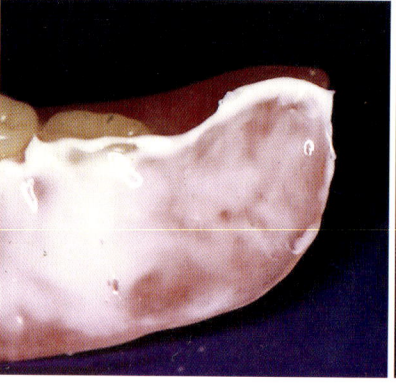

**図2-87**
下顎義歯舌側の床後縁を後顎舌骨筋窩まで延ばすと舌の運動障害になる．舌の運動に支障がない程度に床縁の形態修正を行う．

■ステップ4．上顎臼歯部の修復 ■

**形態修正の実際**

①上下顎義歯を咬合させ，臼歯部で軽くタッピングを行うように患者に指示し，咬合紙の引き抜き抵抗により歯列全体が均等に，しかも緊密に接触しているかを調べる．

②天然歯の形態（図2-88）と咬合接触，咀嚼運動のパターン（図2-89）から下顎頬側咬頭が"杵"，上顎臼歯の咬合面が"臼"の関係（図2-90）が合理的であると筆者は考えている．これらの点を考慮し，中心咬合位において僅かなずれのある場合にはBを残し，偏心咬合位は咬頭干渉部の窩や辺縁隆線を削除する．

③最後に，上顎臼歯人工歯咬合面のCコンタクトを削除する．これによって，下顎臼歯人工歯の頬側咬頭が上顎臼歯の舌側咬頭内斜面の咬合小面（図2-91のAB）接触となる．

④平衡側における咬頭障害は，上顎舌側咬頭内斜面を削除する．

最終的には，Buccalized occulusionの咬合様式（第2章／第16節を参照）となる．

### (3) 審美的，機能的調整

続いて前歯部の形態修正を行う．とくに上下の 3|3，3|3 切縁は患者の年齢と咬合の安定を考慮し，下顎が中心咬合位から咬合したまま前方，前側方に移動したときに上下の人工歯が衝突しないよう咬耗した形態に修正する．

これによって，局所的な違和感，異物感が解消され，口腔の諸機能の向上と，顔貌に自然感を与える．

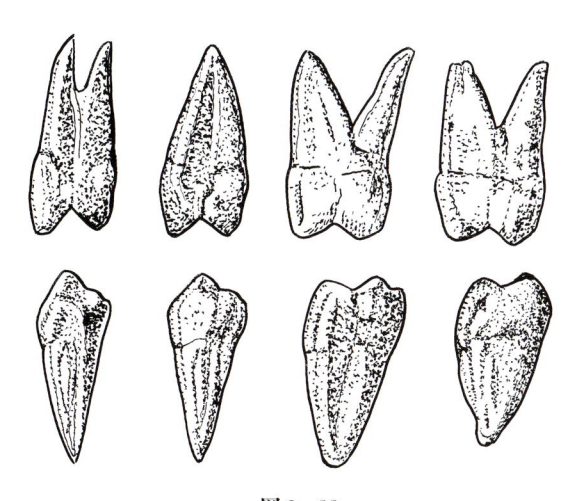

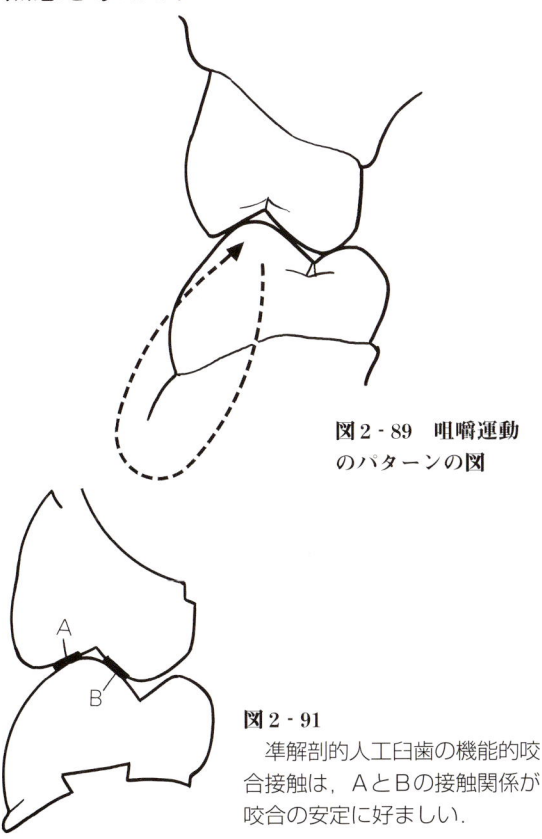

**図2-88**
天然歯の臼歯の歯冠は，上顎が"臼"下顎が"杵"の形態で咬合接触している．（藤田による[37]）

**図2-89** 咀嚼運動のパターンの図

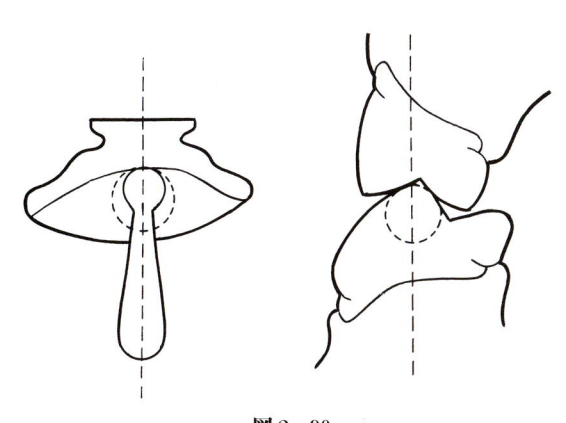

**図2-90**
天然歯の解剖学的形態や咀嚼運動のパターンから，下顎臼歯の頬側咬頭が"杵"，上顎臼歯の咬合面が"臼"の関係が合理的である．

**図2-91**
準解剖的人工臼歯の機能的咬合接触は，AとBの接触関係が咬合の安定に好ましい．

47

## 15. 上顎義歯の金属床への置換
*技工サイド

　上顎の金属床は，まず上下の義歯を作製し患者の口腔内に装着する．2～3週間日常生活を行わせると，義歯床粘膜面は床下粘膜になじみ，咬合も安定する．咬合が安定したことを確認した後，口蓋の床部分を金属床に置換する．

　抜歯や骨，粘膜などに異常が認められ外科的治療を行った症例は，完成したレジン床義歯を1～1.5年使用させ，顎堤が安定した後，口蓋の床部分を金属床に置換する．

　その技工作業を行うには超硬石膏の模型が必要になる．したがって，完成したレジン床義歯の床粘膜面の機能印象採得とバイトシリコーンによる咬合採得を行い，下顎模型あるいは完成した下顎義歯とともに技工所に依頼する．

　その術式は，

①模型と義歯との着脱を容易にするため，床内面のアンダーカットを削除する．
②床内面から床縁部にシリコーン用接着剤を薄く塗布し，流動性のよいシリコーン印象材を用いて機能印象採得を行う．
③ボクシングを行い，印象面に超硬石膏泥を注入し，模型を作製する．
④技工サイドにおいて口蓋の床部分を金属床に置換する．

*金属床への置換術式

　鋳造床作製時の変形誤差については第2章/第9節で述べたが，その変形誤差を補正するため，口蓋後縁は床の後縁から約10mm前方位にフィニッシングラインを設定する．そして，床の口蓋後縁を床用レジンによって仕上げる．これによって，床縁封鎖が確実に得られる．

　口蓋後縁以外のフィニッシングラインは，骨，粘膜の不変域に設定する．

　鋳造床の設計と金属床への置換術式は図2-94～100の順序で行う．

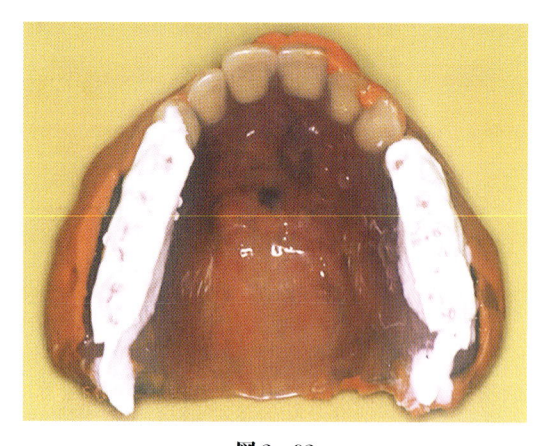

**図2-92**
レジン床義歯をトレーとした機能印象採得と咬合採得を行った．

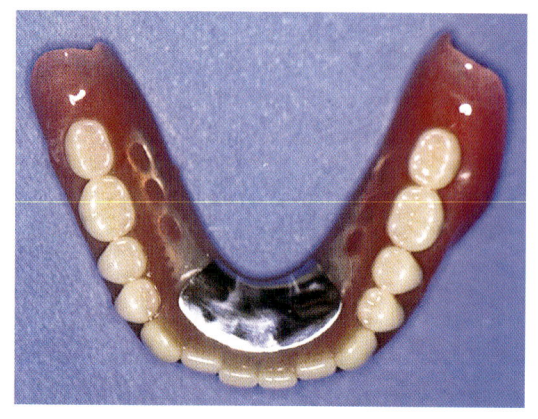

**図2-93　下顎の完成義歯**

■ステップ4．上顎臼歯部の修復 ■

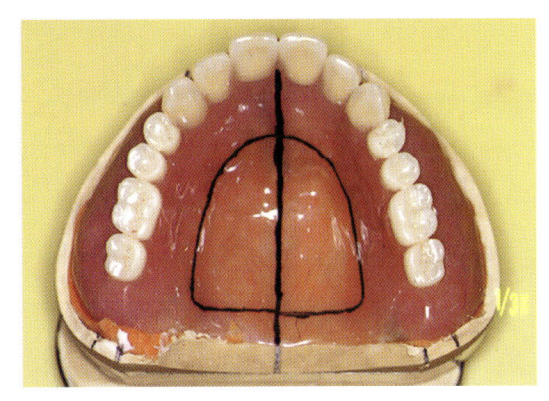

図2-94
完成したレジン床義歯，またはワックスデンチャーを参考にして，フィニッシングラインの位置を決定した．

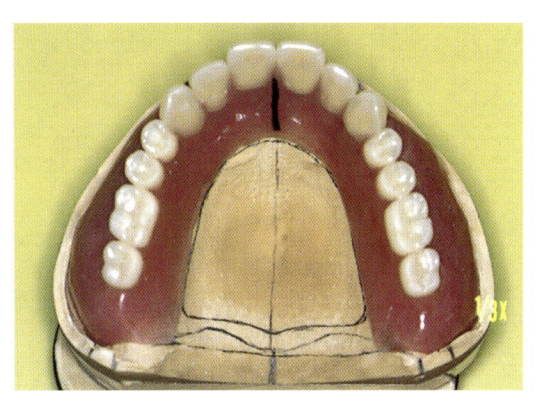

図2-95
設定したフィニッシングラインに沿って基礎床を切断し，フィニッシングラインの位置と立上りを決定した．

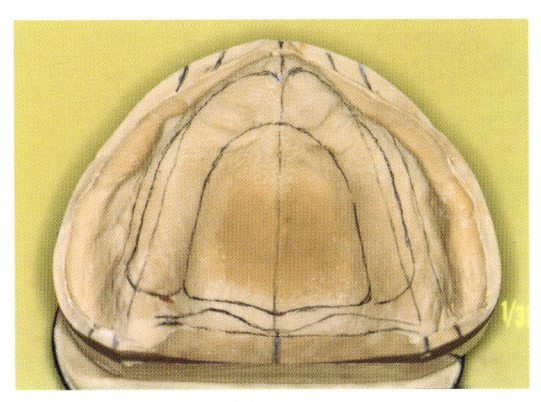

図2-96
耐火模型上に金属床の設計を行った

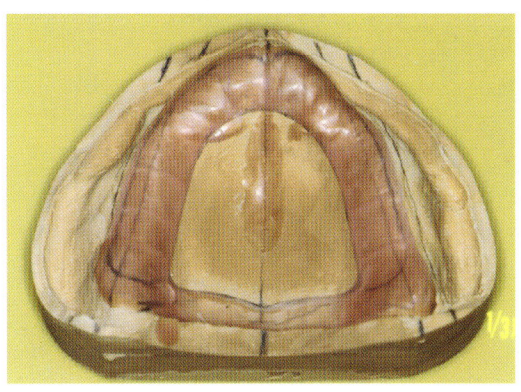

図2-97
骨隆起部とレジン維持部を模型面から離すため，シートワックスを貼ってリリーフを行った．

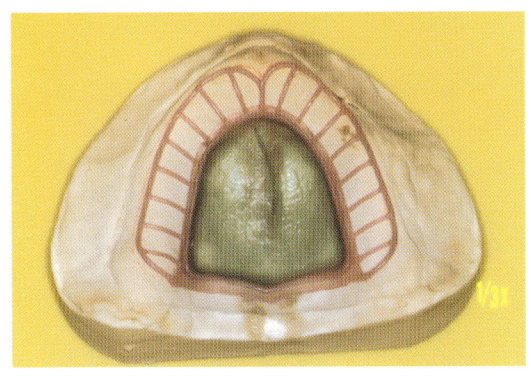

図2-98　金属床のワックスアップ

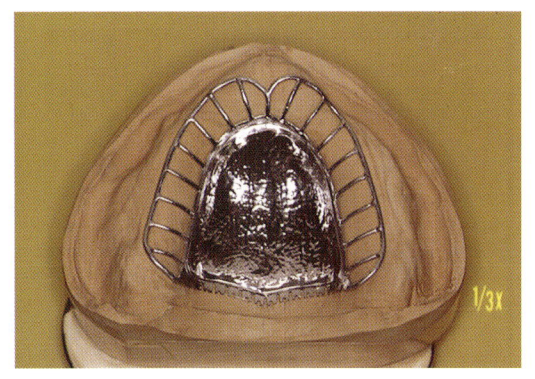

図2-99　仕上げ研磨を行った金属床

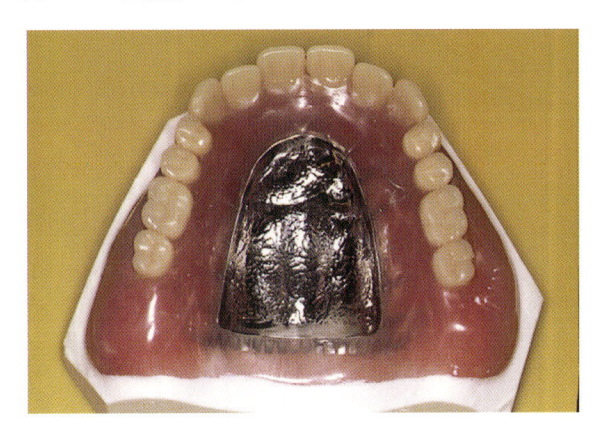

図2-100　上顎の金属床義歯

49

# 16. 上顎臼歯部人工歯咬合面の金属歯への置換
## ＊術者サイド

　AS-システムでは，人工歯の選択の項で述べたように，下顎臼歯部に陶歯，上顎臼歯部に硬質レジン歯を排列する．上下完成義歯を口腔内に装着し，2～3週間患者に日常生活を行わせ咬合が安定した後，上顎臼歯部レジン歯の咬合面をFGP法の変法によって咬合面の形成を行い，金属歯に置換する．

　義歯装着後は咬合が安定し，義歯は長期間の使用が可能になる．

## (1) FGP法について

　FGP法は，PMSテクニックの最終段階である上顎臼歯部の修復法である．患者の口腔を咬合器として下顎咬合面の運動路(Functionally Generated Path)を採得し，この運動路に基づいて上顎臼歯咬合面を形成する術式である[9)10)29)]．

## (2) 臼歯人工歯の咬合接触関係について

　臼歯人工歯の組み合わせが硬すぎると，天然支台歯の歯周組織に生じる咬合性外傷のように抵抗の弱い顎堤の吸収が急速化する可能性が考えられる．また，反対に人工歯が柔かすぎれば，咬耗(摩耗)が急速化する．

　天然歯列には，加齢に伴う変化として歯の咬耗(摩耗)が認められる(図2-101)．これらの変化は口腔の自然現象であり，総義歯の人工歯にも天然歯の咬耗様相に類似した咬合接触関係が好ましいと考える．

　総義歯治療を行った長期経過症例の金属歯咬合面の咬耗(摩耗)状態を観察すると，
①チョッピングタイプは粗造面がほとんどで，咬耗面がほとんど認められなかった(図2-102)．
②グラインディングタイプは，天然歯の咬耗様相に類似した滑沢な咬耗面が認められた(図2-103)．
③これらの中間タイプは，滑沢な面と粗造面が混在していた．

　したがって，日本人に多いグラインディングタイプの症例には，上顎臼歯金属歯咬合面の舌側咬頭外斜面(cコンタクト)を①，③より多く削除しておく．

　解剖学的人工歯，準解剖学的人工歯を用いた総義歯の咬合様式は，
"Buccalized occulusion"
が，義歯の維持・安定に最適な咬合様式である(図2-104, 105)．

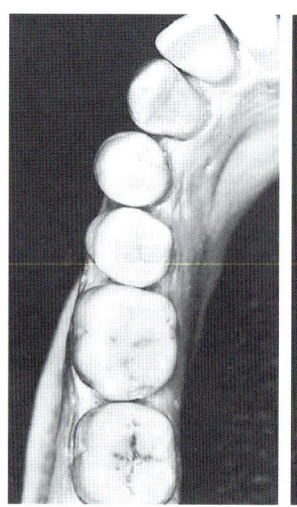

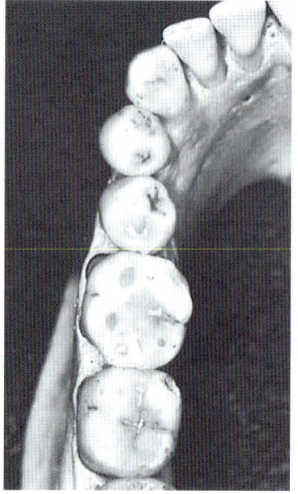

**図2-101**
加齢に伴う天然歯の咬耗(摩耗)は口腔の自然現象である

■ステップ4．上顎臼歯部の修復■

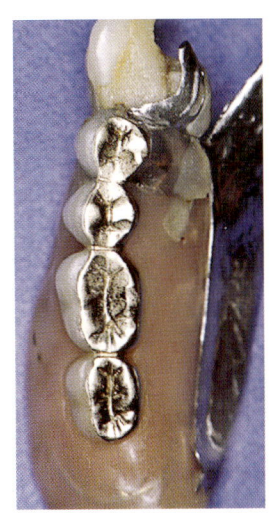

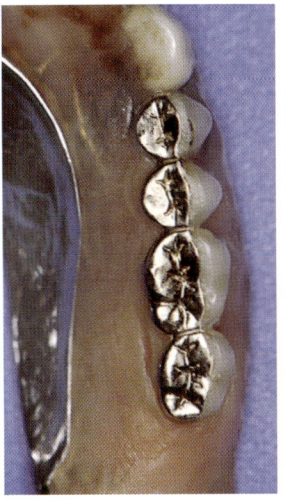

図2-102
長期経過症例においてチョッピングタイプは金属歯咬合面は粗造面がほとんどで，咬耗（摩耗）はほとんど認められなかった（術後10年）．

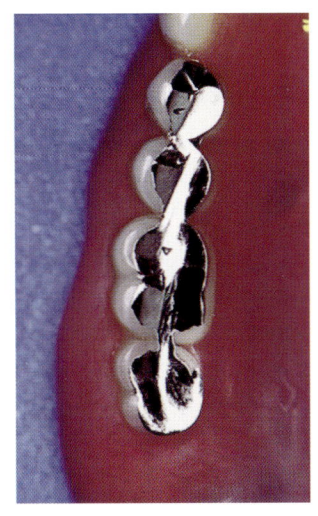

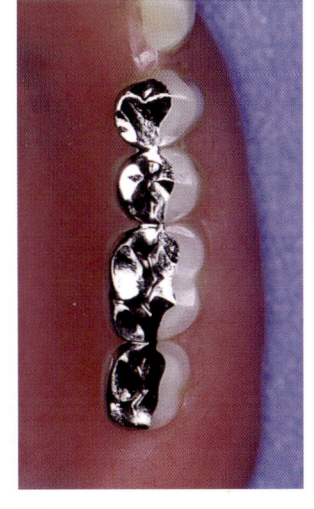

図2-103
同，グラインディングタイプでは天然歯の咬耗様相に類似した滑沢な咬耗面が認められたが，咬合支持は確保されていた（術後9年）．

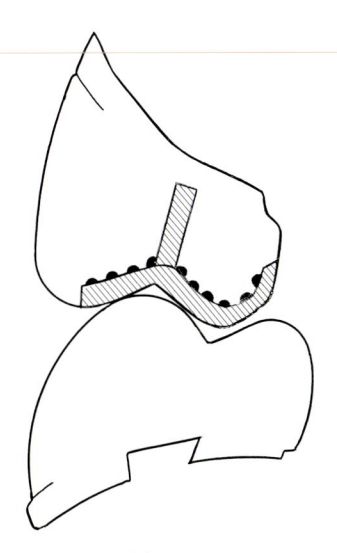

図2-104
上顎臼歯部人工歯の金属咬合面は舌側咬頭外斜面（cコンタクト）を削除しておくと，義歯の長期安定に有効である．

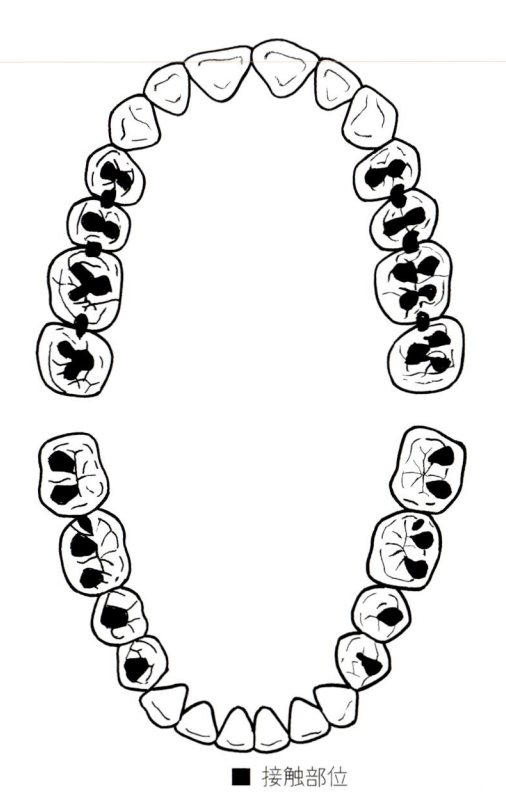

■ 接触部位

*A. Sekiya*

図2-105
解剖学的人工歯，準解剖学的人工歯を用いた場合，総義歯の咬合様式は Buccalized occulusion の様式が義歯の維持・安定に最適な咬合様式である．

■第2章●臨床の実際■

## （3）上顎臼歯部人工歯咬合面の金属歯への置換術式
＊技工サイド

上顎臼歯部人工歯（硬質レジン歯）咬合面の金属歯への置換は，図2-106〜図2-114の順序で行う．

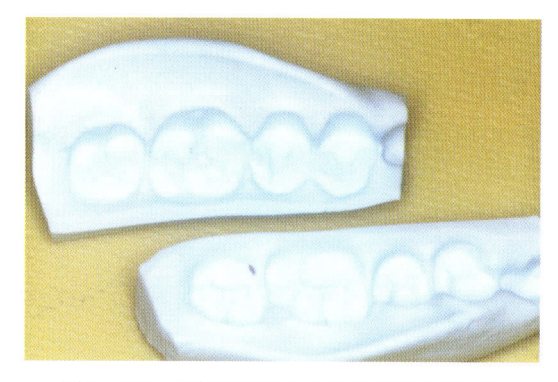

**図2-108** 印象採得された左右の咬合面コア

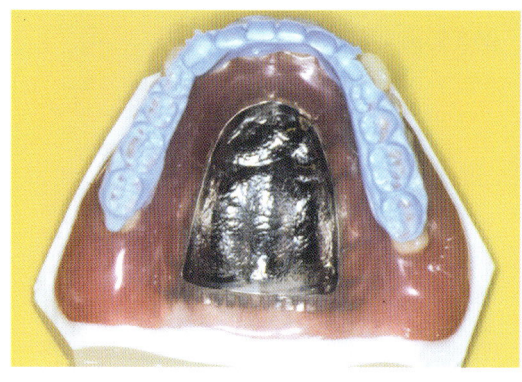

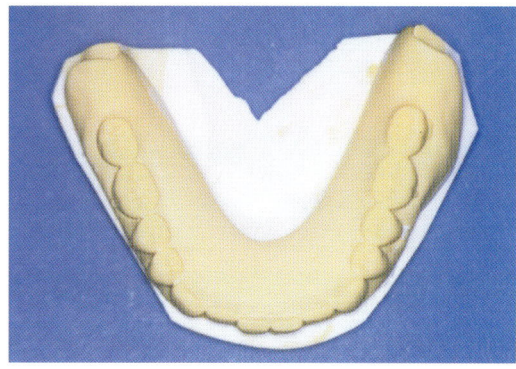

**図2-106**
バイトシリコーンを用いて咬合採得を行った上顎義歯（上図）とアルジネート印象によって得られた下顎義歯（下図）の模型

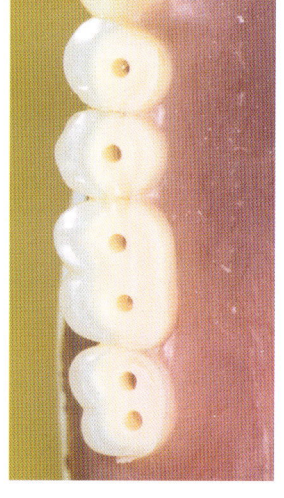

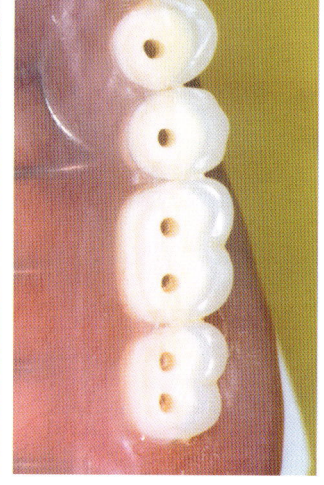

**図2-109**
人工歯咬合面を金属に置換するための形成とリテンションホールの形成．
リテンションホールはD：1.0mm，L：3.0mm

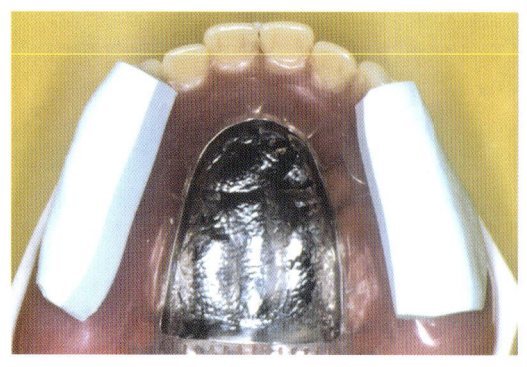

**図2-107**
機能的形態の臼歯部人工歯咬合面をシリコーン印象材を用いて印象採得を行った．

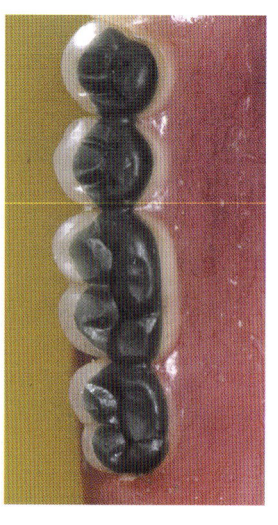

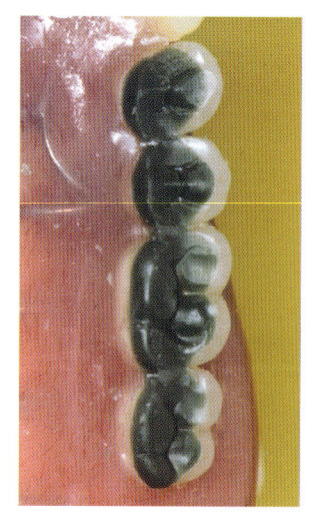

**図2-110** 機能的咬合面が再現されたワックスパターン

■ステップ4. 上顎臼歯部の修復■

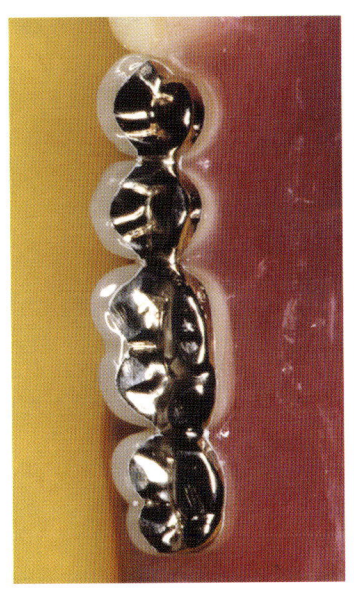

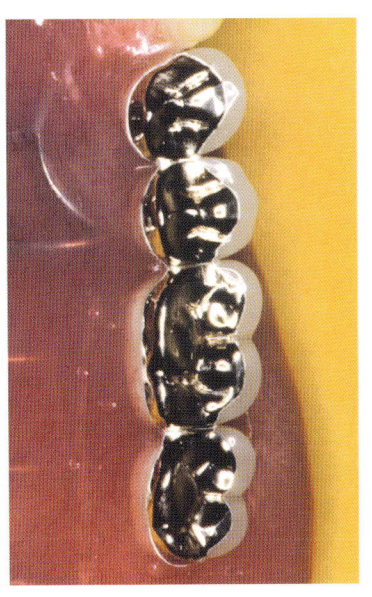

図2-111 金属歯の試適と咬合調整を行い，仕上げ研磨された咬合面

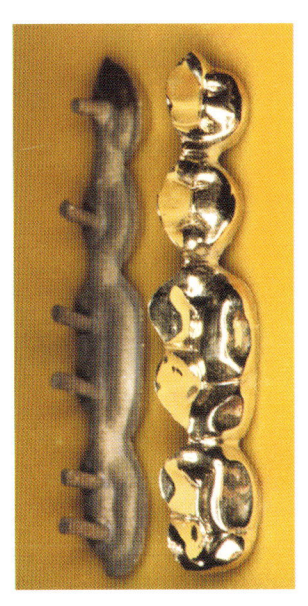

図2-112 人工歯との合着力を高めるため接着処理（ロカテック）を行った金属歯

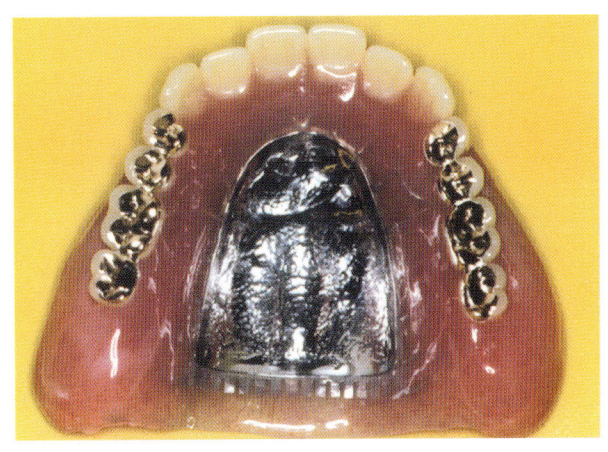

図2-113 金属歯をスーパーボンド（サンメディカル社製）を用いて合着した金属床義歯

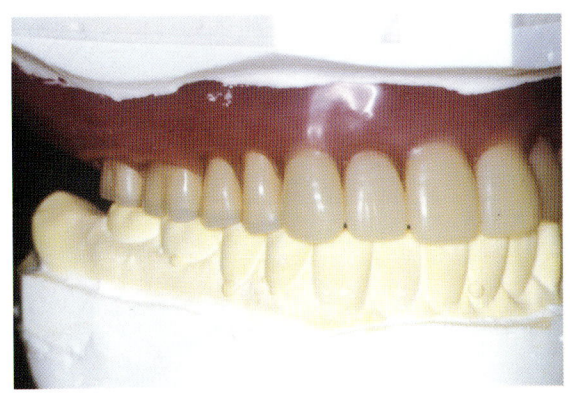

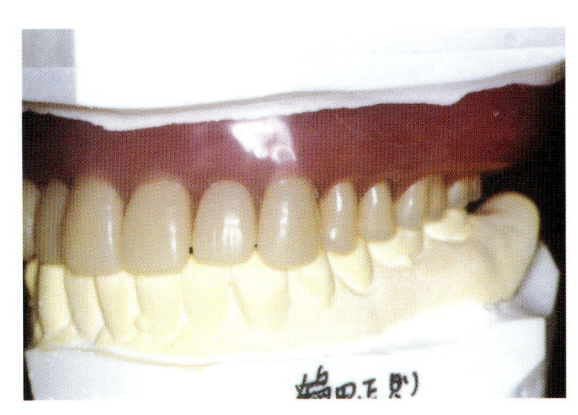

図2-114 完成義歯の左側方面観（左図）と右側方面観（右図）

■第2章■臨床の実際

> ステップ5　上下完成義歯の装着

## 17. 上下完成義歯の装着と微調整
＊術者サイド

　完成義歯は，上顎臼歯部人工歯の咬合面を金属歯に置換した際に生じた技工誤差の微調整を行うのみである．

　局所的な義歯による疼痛や異物感は，ホワイトシリコーンあるいはPIPなどを用いて義歯床粘膜面の不適合部位を調べる．ホワイトシリコーンは練和条件によって硬化状態が異なる．素早く操作しないと適合状態を正確に把握できない．2〜3回繰り返し行い，不適合部位があれば削除する．咬合紙を用いて咬合関係を調べ咬合干渉部の微調整を行う．

　最後に，3|3，3|3の切縁は，第2章/第14節において形態修正を行ってあるが，干渉していないか審美的に適切であるかを再度確認し必要があれば形態修正を行う（図2 - 115d）．

　顎堤吸収が高度な下顎の症例において義歯床がオトガイ神経束を圧迫し「しびれ」を訴える例，まれに切歯管部の圧迫感を訴える例などがある．圧迫部位を確認し削合しなければならない．

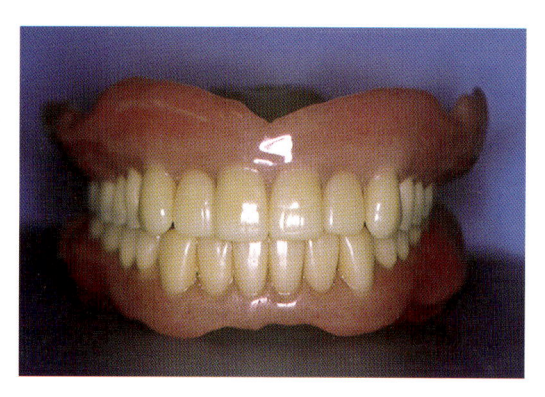

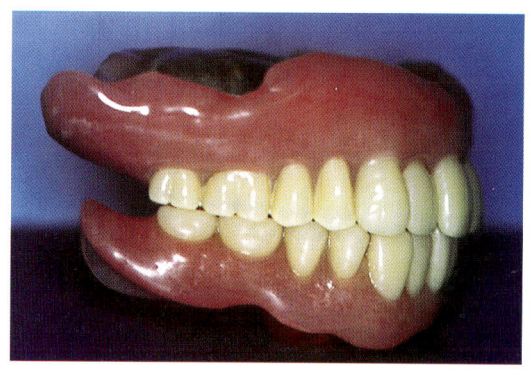

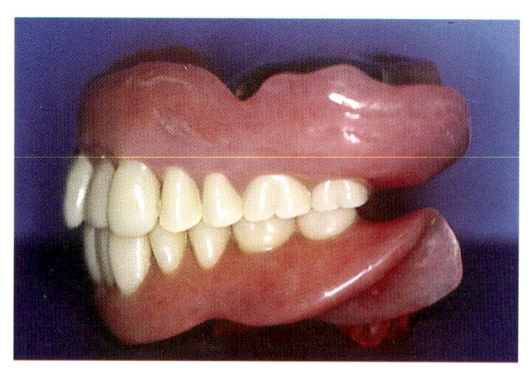

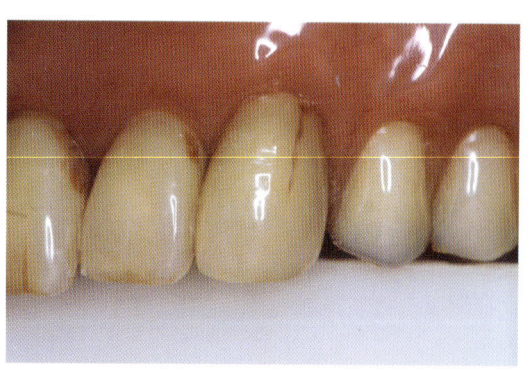

**図2 - 115　完成義歯の所見**
a．正面観，b．右側方面観，c．左側方面観，d．犬歯切縁は前方，側方運動時に干渉していないか，審美的に適切であるかを再度確認し，必要があれば形態修正を行う．

54

# ステップ6　長期的な咬合の維持

## 18. 総義歯装着後の経過とメンテナンス
**＊術者サイド**

義歯を装着して数日経過すると顎堤粘膜に圧痕が生じる．この状態を詳細に調べ，咬合力が片側に偏在している場合には咬合の微調整を行い，義歯床の鋭縁や不適合による粘膜の圧迫部位は床の最小範囲での調整を行う．

### (1) 義歯の管理

AS-システムによって作製した総義歯を装着すると，義歯の維持・安定が極めて良好なため，咀嚼，嚥下，発音などの諸機能が円滑に行われるようになる．その後，義歯を長期間使用させるため，

① 義歯は流水下で義歯用ブラシ(図2-116)を用いて清掃するか，義歯の消毒を兼ね洗浄剤を使って清掃させる．
② 義歯を落としたり，熱い湯で洗わないなど取り扱いについて指導する．

### (2) 長期経過における諸問題とその対応

義歯を装着して経過が長くなると，残存歯の疼痛，義歯による疼痛，義歯が外れる，義歯自体のトラブルなどの諸問題が生じてくる．

① 少数残存歯を残根処置によって残した歯や片顎総義歯では，疼痛の原因が残存歯に問題があることが多い．保存の可否を含めて対応を検討しなければならない．少数残存歯を抜歯した場合には，部分的なリライニングを行えばよい(図2-117)．
② 義歯による疼痛は，義歯床に問題がなく義歯の移動によって粘膜を圧迫する場合と，義歯床の部分的な不適合による場合が考えられる．前者は咬合調整を行い，後者は不適合部位を調べて削合を行う．

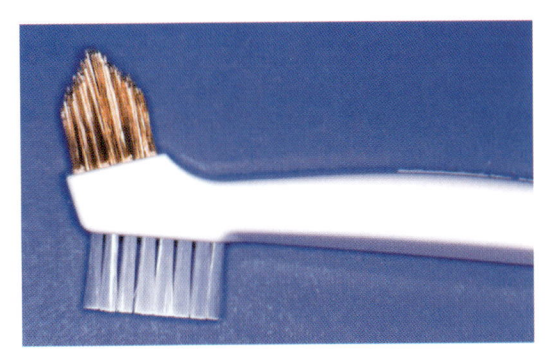

図2-116　義歯の洗浄は，ぬるま湯か水道水によって義歯用ブラシを用いて清掃するか，義歯の消毒を兼ね洗浄剤を用いて清掃させる．

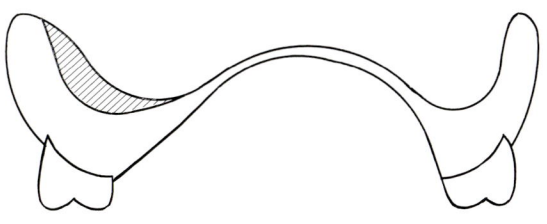

図2-117　少数歯抜歯後の部分的な顎堤吸収はリライニングは行わず，床粘膜面の部分的な不適合部位の修復を行えばよい．

③臨床の現場では，義歯が外れるからと直ちにリライニングを行うということを耳にする．義歯が脱離する原因は，上下臼歯部人工歯の不均衡な咬合接触によることが多い．咬合支持域のうち，大臼歯部の咬合支持が緩い場合，また小臼歯部の咬合支持が強い場合には，咬合によって下顎義歯の後方が浮上し，上顎義歯は転覆と前方への推進現象が考えられる．このような場合には，左右大臼歯部の咬合接触が均等に，しかも僅かに強くなるように咬合調整を行うか，咬合面再形成を行うと義歯は外れなくなる．リライニングを安易に行うと咬合関係を乱すことになる．リライニングは慎重に行わなければならない．

④義歯自体のトラブルは床の破折や亀裂などである．通常の破損は修理によって対処できるが，金属床義歯では設計および作製過程において，強度の確保に注意を払っておかなければならない．

# 第 3 章

## 下顎総義歯難症例への対応

# 顎堤の平坦な下顎の無歯顎症例に
## AS‐システムによって総義歯を作製した例

### 症　　例

【患　者】70歳，女性．
【初　診】2003年11月18日
【主　訴】下顎義歯の維持不良による咀嚼障害．

### 概　　要
約10年前，下顎が無歯顎になり，複数の医院にて総義歯を作製した．しかし，咀嚼障害は改善しなかった．今回，某医からインプラントを支台としたオーバーデンチャーによって対応できないかと紹介された．

### 口腔内所見
上顎の顎堤は，骨吸収がほとんどなく良好な形態であった．｜５６のクラウンマージン部にカリエスが認められたが骨植は良好であった．｜５６の周囲歯肉は発赤，腫脹し，ポケットは8mmであった．

下顎の顎堤は高度に吸収し，顎堤頂は紐状の可動性粘膜であった．さらに，唇・頬側の可動粘膜が顎堤近くまで達していた．

### 咬合診査
旧義歯を用いて規格模型を作製した．上顎は｜６７が極度に挺出していた．下顎は左側臼歯部の骨が高度の吸収し，顎堤は前頭面的に左下りであった．

### 治　　療
保存不可能な｜４７を抜歯，｜６は歯冠部を切断した．使用中の上顎義歯を修理して新義歯が完成するまで患者に使用させた．AS‐システムによって下顎の総義歯を完成した．続いて，上顎（｜５６の残根上）の総義歯を作製し装着した．

### 経　　過
新義歯を装着すると，口腔の周囲筋や口唇の緊張感がでるとともに皺もなくなり，審美性が改善された．上下の総義歯は機能的にもまったく問題がない．

### 考　　察
下顎総義歯の確実な維持，安定を得るため，ホワイトシリコーンを用いてワックスデンチャーのフレンジ形態の修正を慎重に行った．特に，臼歯部頬側の後方部位を頬筋の前後走行に適した頬筋の圧迫封鎖が十分に得られるように注意した．

舌側は舌圧によるフレンジ形態の修正（ワックスデンチャーを強く噛ませ2～3回嚥下させることによる舌の側壁と舌の前方下面の圧下）を行い，完成義歯の研磨面形態を付与するように注意した．

インプラント治療を併用しなくても頬や舌の力を義歯の安定に利用すると，リップサポート，バッカルサポートが得られ，舌の運動にも支障のない義歯を装着することができた．

顎堤の平坦な下顎の無歯顎症例であっても，AS‐システムは特別の器具や器材を必要としないので，日常臨床に採用されれば自信を持って治療することができると考える．

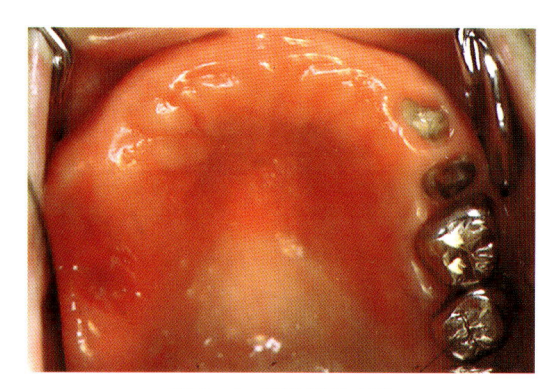

■第3章●下顎総義歯難症例への対応■

図3-1 初診時の上顎
│5 6│の骨植は良好であった.

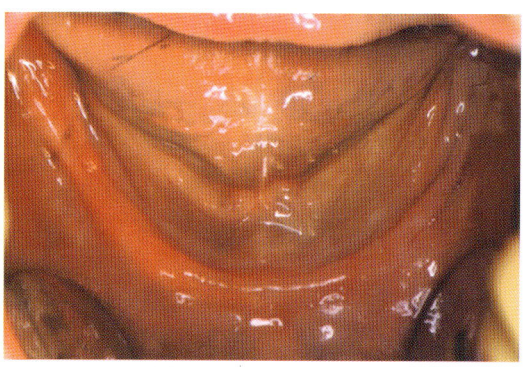

図3-2 初診時の下顎
骨吸収が著しく顎堤が平坦であった．顎堤頂は可動性で細く，唇・頬側の可動粘膜が顎堤近くまで達していた．

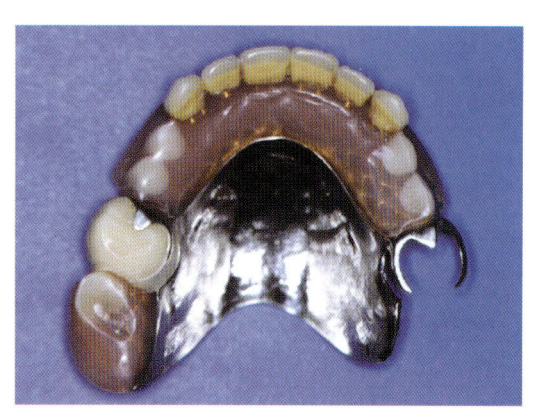

図3-3 上顎旧義歯の咬合面観（左図）と粘膜面観（右図）

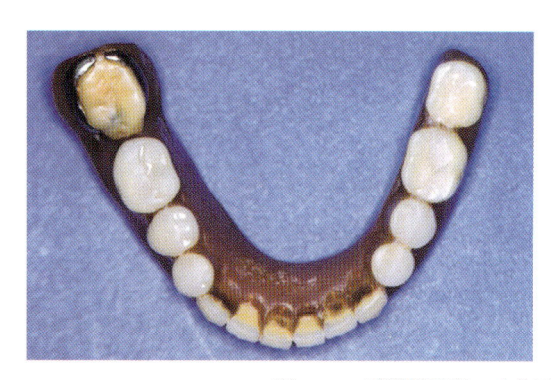

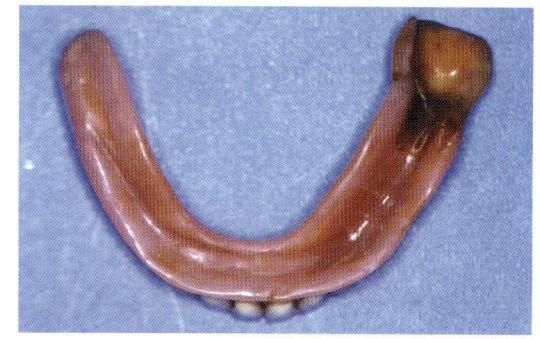

図3-4 下顎旧義歯の咬合面観（左図）と粘膜面観（右図）

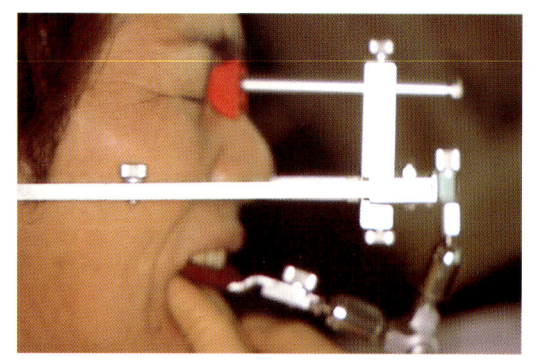

図3-5 フェイスボウ記録

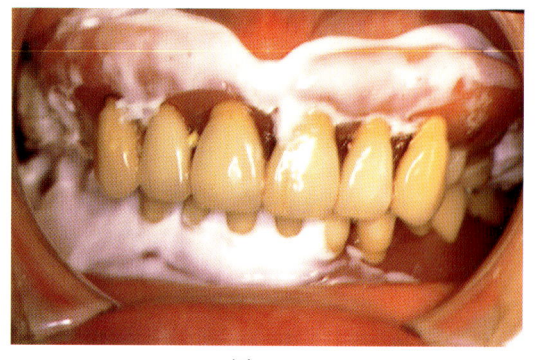

図3-6
規格模型を作製するため，旧義歯を用いてホワイトシリコーンによる印象採得と咬合採得を行った．

■顎堤の平坦な下顎の無歯顎症例にAS-システムによって総義歯を作製した例■

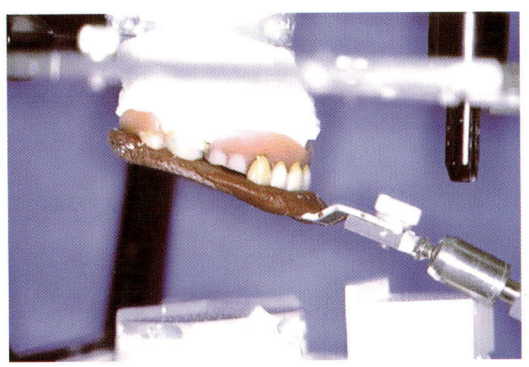

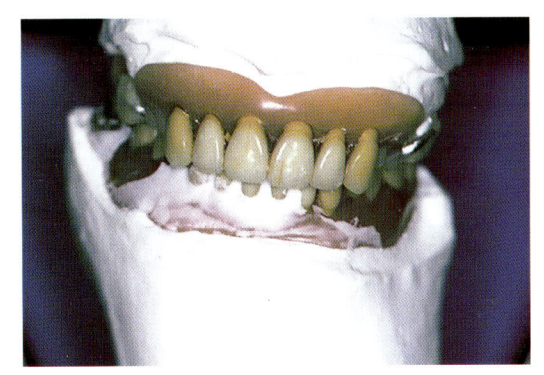

図3-7　上顎模型の咬合器装着（左図）と下顎模型の咬合器装着（右図）

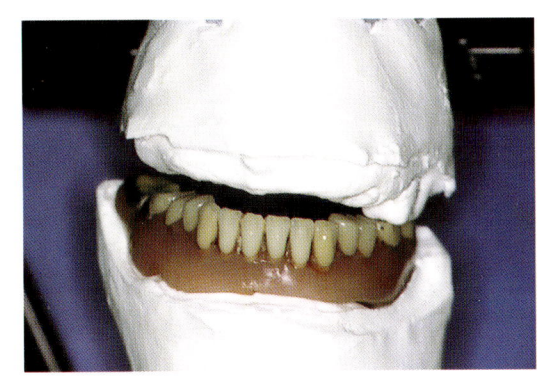

図3-8　上顎の旧義歯を撤去した規格模型

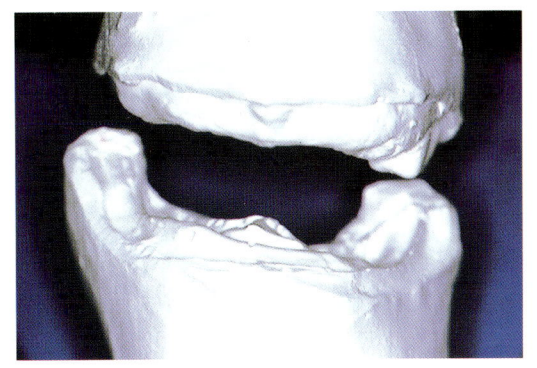

図3-9　下顎の旧義歯を撤去した規格模型の正面観
水平面的に左右側が不均衡であった．

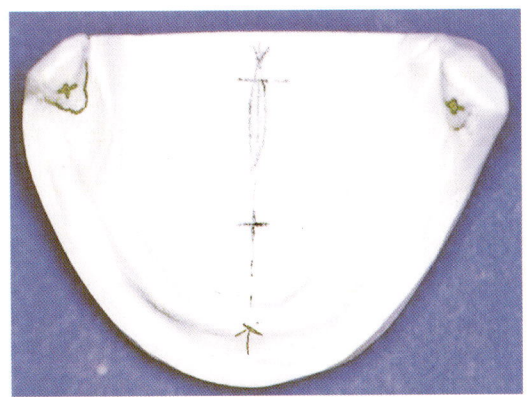

図3-10　基準点，基準線を記入した下顎模型

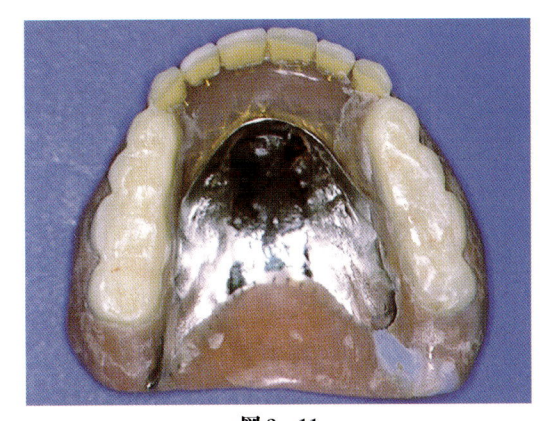

図3-11
旧義歯の不備な点を改善し，治療用義歯として新義歯が完成するまで患者に使用させた．咬合面はフラットに形成してある．

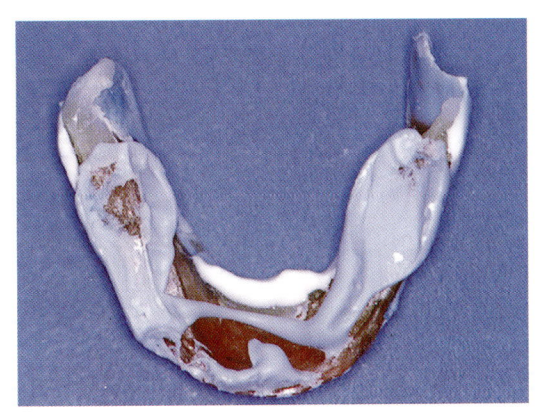

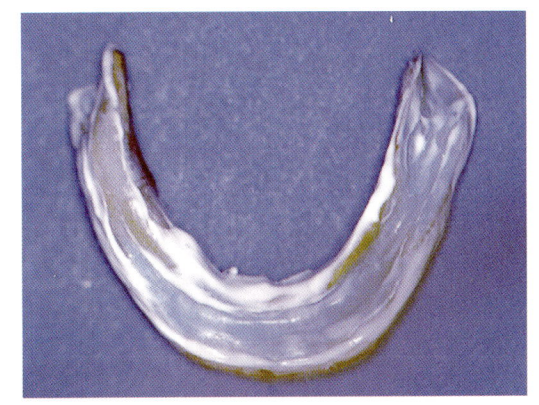

図3-12　咬合採得を行った下顎の咬合床（左図）と粘膜面観（右図）

61

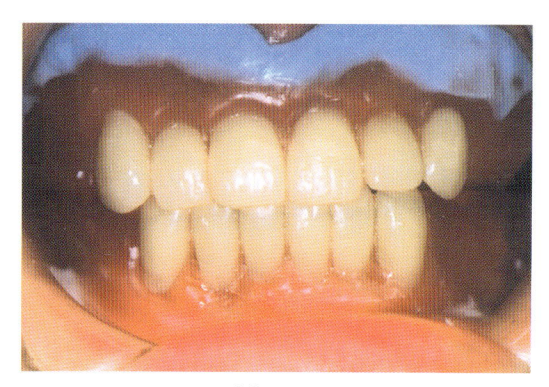

■第3章●下顎総義歯難症例への対応■

**図3-13**
前歯部に人工歯排列を行ったワックスデンチャーを口腔内に試適した正面観.

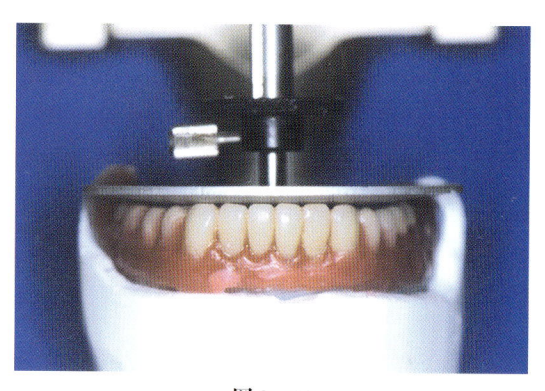

**図3-14**
球面板を用いた臼歯部の人工歯排列と,歯肉部形成を行った下顎のワックスデンチャー.

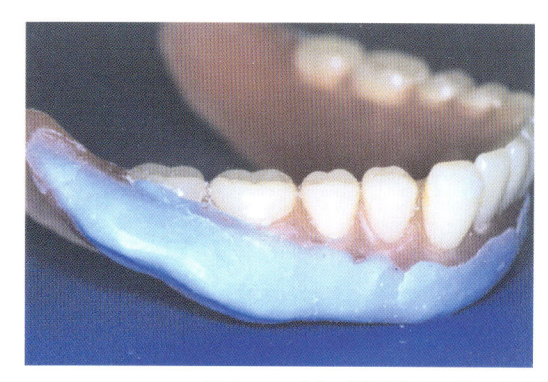

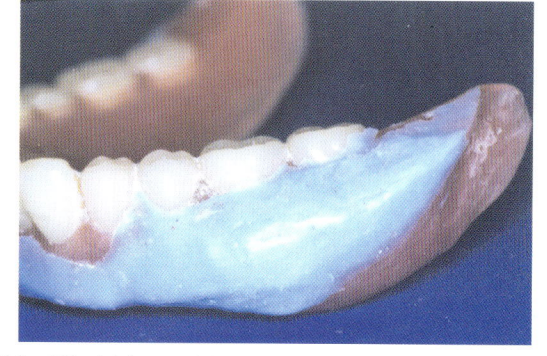

**図3-15** 同.辺縁形成を行った右側方面観(左図)と左側方面観(右図)

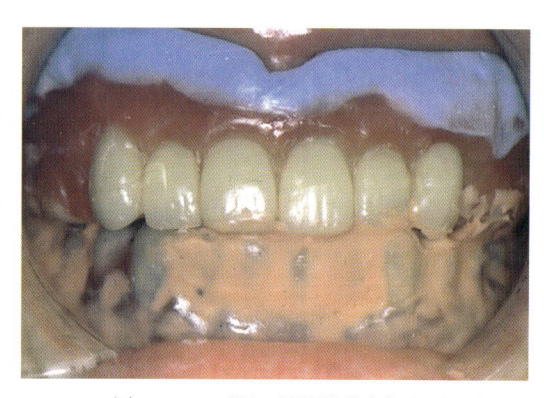

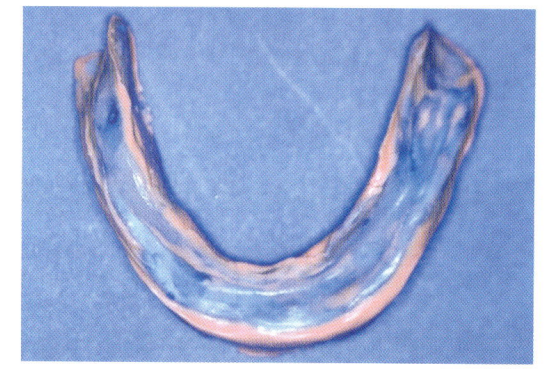

**図3-16** 下顎の最終機能印象を採得中の正面観(左図)と印象採得直後の粘膜面観(右図)

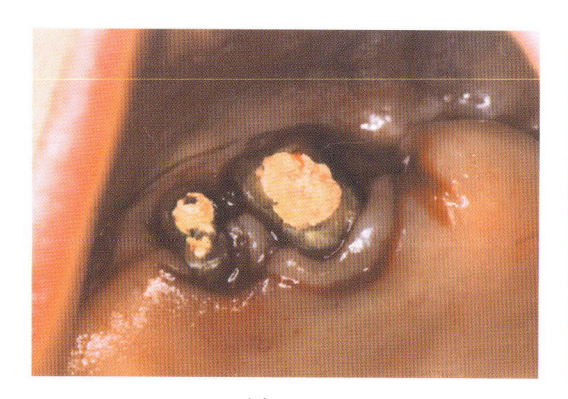

**図3-17**
⌊5 6部の歯周ポケットを浅くすると同時に,歯冠長を短くする目的で歯周外科治療を行った.

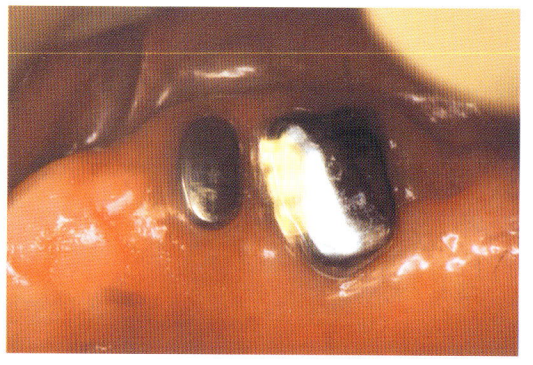

**図3-18**
同.術後1ヵ月後.⌊5 6にキャストベースを装着.

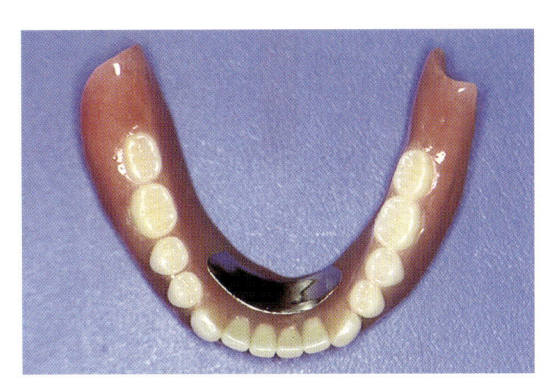

■顎堤の平坦な下顎の無歯顎症例にAS-システムによって総義歯を作製した例■

図3-19　完成した下顎の金属床義歯

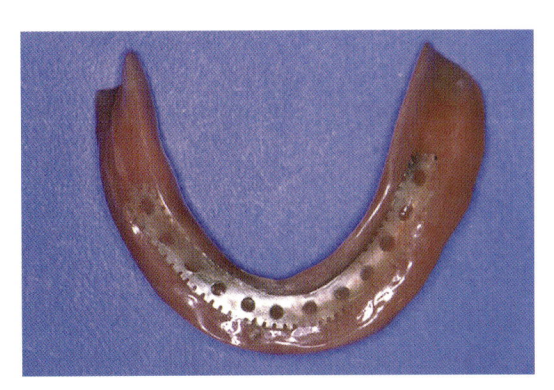

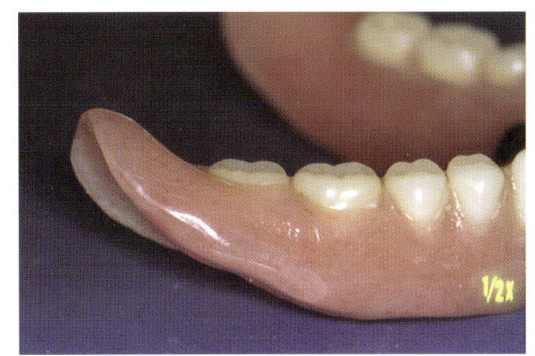

図3-20　同．粘膜面観（左図）と右側方面観（右図）

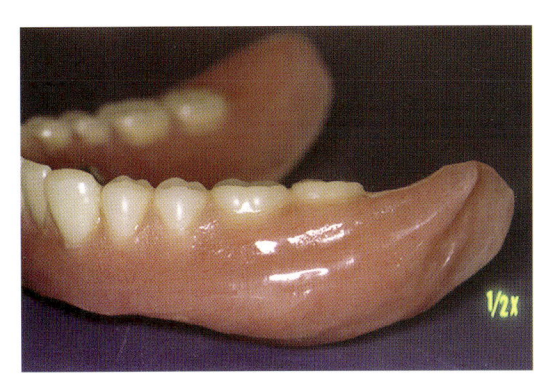

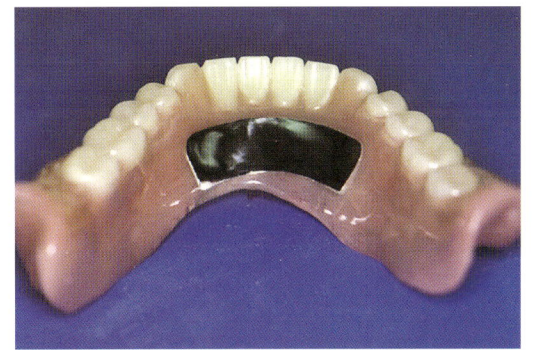

図3-21　同．左側方面観（左図）と後方面観（右図）

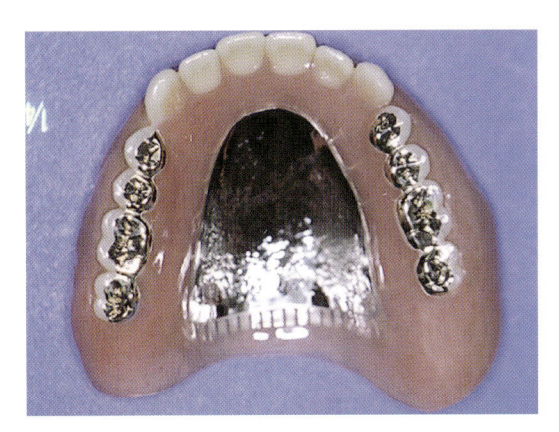

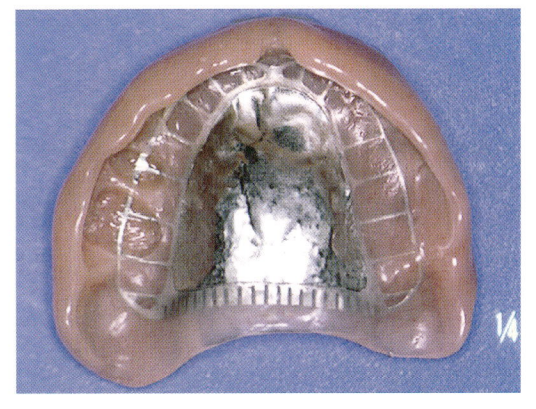

図3-22　上顎の金属床義歯（左図）と粘膜面観（右図）

63

# 第4章

# その他の総義歯

■第4章●その他の総義歯■

## 咬合平面（弯曲）の修正法

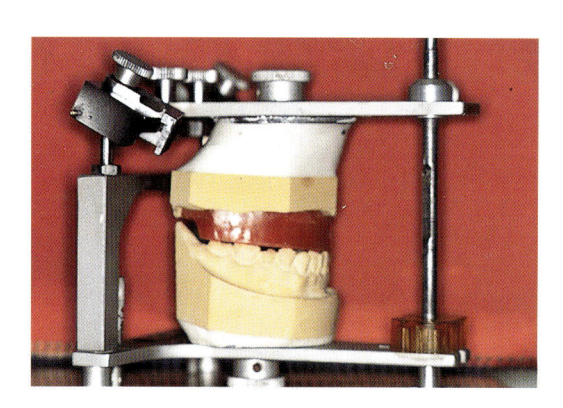

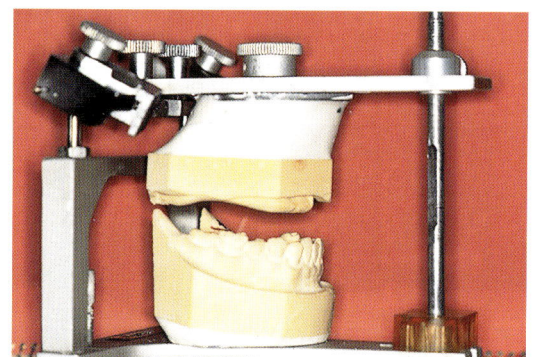

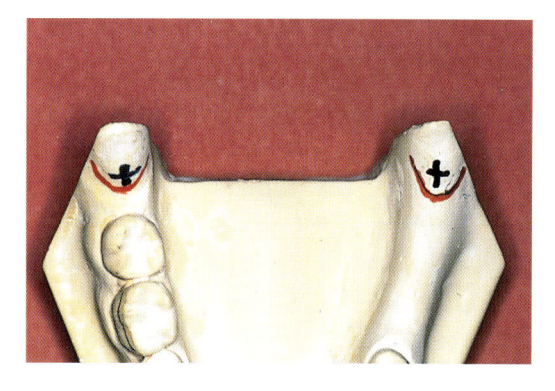

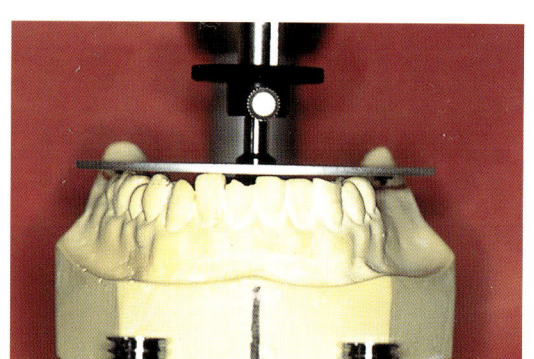

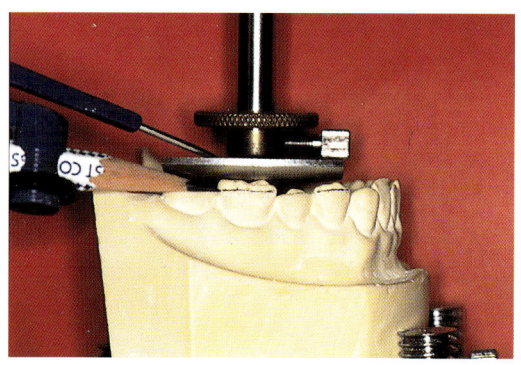

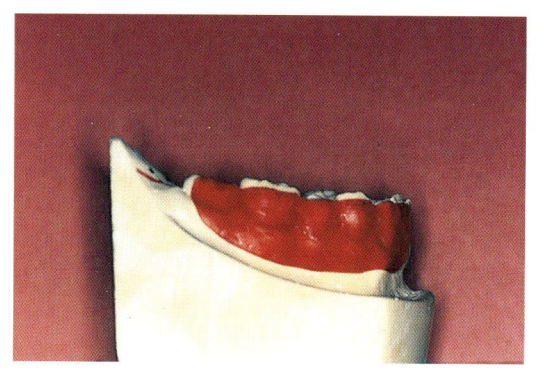

■ 1. シングルデンチャー（片顎総義歯）■

# 1．シングルデンチャー（片顎総義歯）

　対顎が有歯顎の片顎総義歯は，一般にsingle complete dentureと呼ばれ，総義歯の中でも難症例であると言われている．それは，総義歯側は咬合力の負担様式が粘膜負担であるのに対し，有歯顎側が歯根膜負担になるためである．特に，対顎歯列において連続性の欠如した歯列，咬合弯曲が強い歯列，部分欠損歯列などの症例は，総義歯側では機能時に義歯の移動や動揺などによって維持，安定が得られない．また，顎堤粘膜の損傷や骨吸収などが生じやすいからである[31)41)]．

　このような症例は総義歯の維持・安定を図るため，対顎歯列の形態分析を行う．分析結果に基づいて，対顎の歯と歯列位置・形態の修正や理想的形態の歯冠修復あるいは部分床義歯を装着した後，総義歯を作製するようにしなければならない．

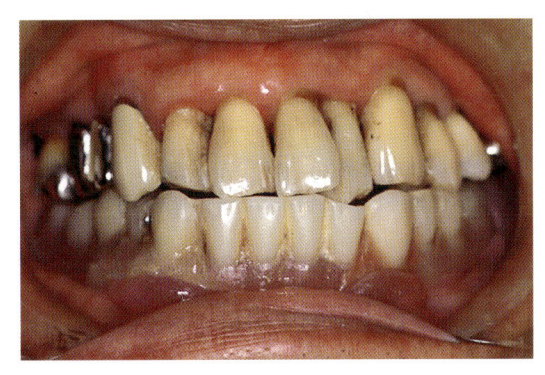

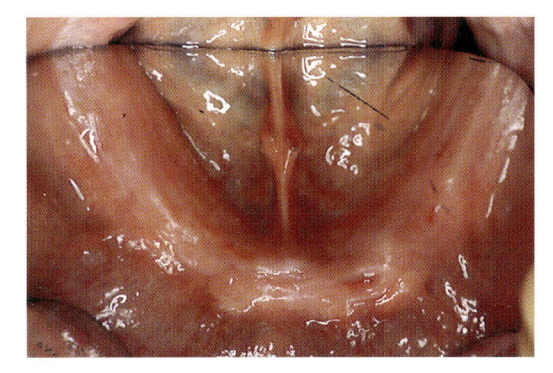

**図4-1　〔症例1〕45歳，女性の片顎（下顎）総義歯の初診時の正面観**
　義歯の維持不良による咀嚼障害を訴え来院した．下顎の顎堤形態や上下顎の対向関係は良好であった．このような症例は，義歯の維持，安定を図るため上顎歯列を理想的形態に修正し，下顎義歯を作製すると好結果が得られる．

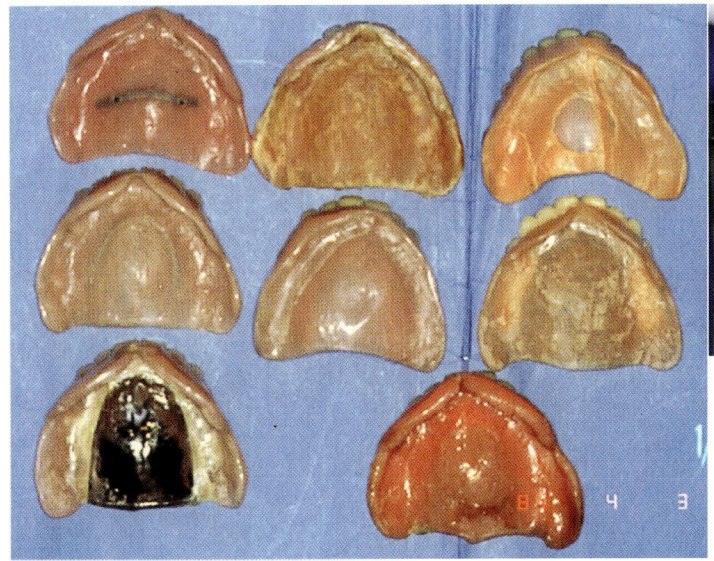

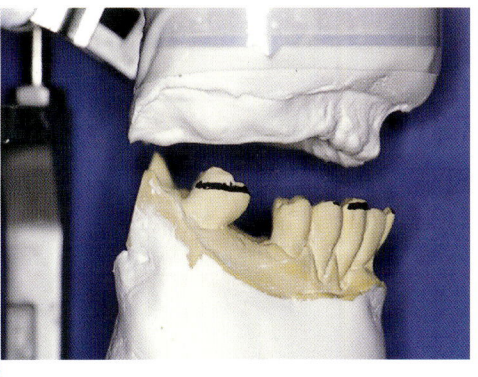

**図4-2　〔症例2〕複数の医院にて作製された片顎（上顎）総義歯と咬合器に装着した診査用規格模型**
　本症例のように対顎（下顎）歯列の連続性が欠如したまま総義歯を作製すると，義歯の良好な維持，安定を得ることはできない．

## 1) シングルデンチャー作製時に行う 対顎の歯と歯列位置・形態の修正法（Ross[42]）

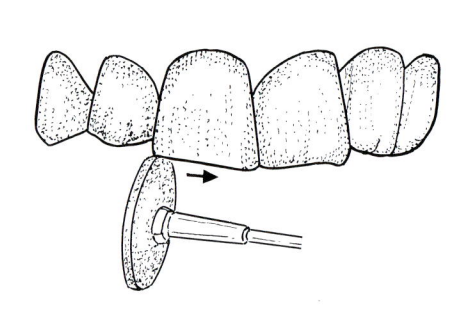

図4-3 上顎前歯切端水平位の修正

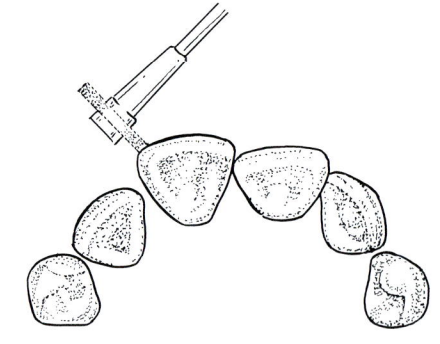

図4-4 上顎前歯の唇舌的弯曲の修正

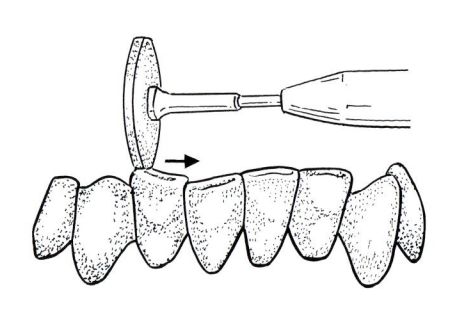

図4-5 下顎前歯切端水平位の修正

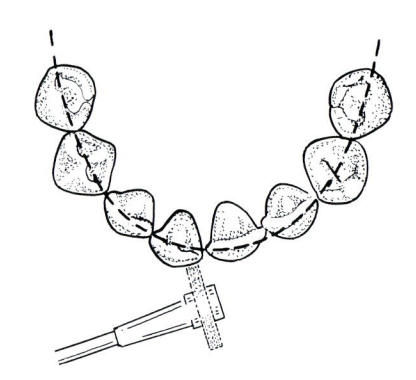

図4-6 下顎前歯の唇舌的弯曲の修正

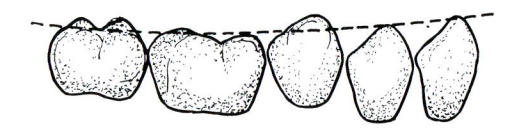

図4-7
高位歯は形態修正を行い，咬合平面（弯曲）を整える．

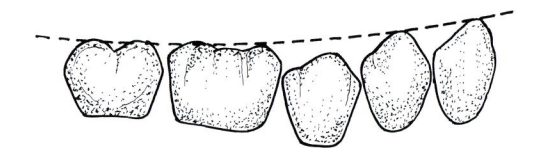

図4-8
低位歯はとくに処置する必要はない．

## 2) CSCテレスコープについて

可撤性テレスコープ式支台装置として，Körberのコーヌス・クローネとCSCテレスコープがある．CSCテレスコープは，Yalisove (1966)によって提唱された歯周補綴独特の補綴法である．内冠の外形は，その頂上が丸く円錐形になっており，外冠のマージンが適合する部分が全周シャンファ形態となることを特徴としている[16]．

## 3）CSC テレスコープとバー＆クリップを併用した総義歯への移行義歯（上顎）の例

### 症　例

【患　者】 68歳，女性．
【初　診】 2003年10月15日
【主　訴】 咀嚼障害．

### 概　要

数年間，歯の治療を行わず放置していた．咬合痛のため咀嚼困難になり知人から紹介され来院した．

### 口腔内所見

残存歯は，$\overline{5\,3\,2\,1\,|\,1\,2\,4\,5\,6\,7}$ および $\overline{6\,4\,3\,2\,1\,|\,1\,2\,3\,4}$ であった．$\overline{5\,|\,4\,7}$，$\overline{6}$ $\overline{4\,|\,4}$ は著しく動揺していた．

### 治　療

諸診査の結果，不良補綴物の撤去と保存不可能な歯を抜歯すると同時に，上下の即時義歯を作製した．残存歯の歯周初期治療の後，$\overline{3\sim|\sim2}$，$\overline{3\sim|\sim3}$ 部の歯周外科治療を行った．下顎臼歯部の金属床義歯を作製，装着した．$\overline{3\sim|\sim3}$ の歯冠形態修正を行った．続いて，$\overline{3\sim|\sim2}$ に CSC テレスコープ（$\overline{1|}$ にキャストベース）とバー＆クリップ併用の維持装置を設置した総義歯への移行義歯を作製，装着した．

### 経　過

2004年3月15日現在，経過が極めて良好であった．

### 考　察

本症例は，患者が義歯による補綴治療が初体験であることを考慮し，少数残存歯をリジッドサポートの維持装置として部分床義歯に組み入れ，総義歯への移行義歯とした．通常，$\overline{3\sim|\sim2}$ 残存歯症例は，残存歯の歯冠補綴と部分床義歯によって補綴される．しかし，咬合支持力が弱い少数歯残存症例は，残存歯の長期保存と保護する対応が必要になる．本症例は，「残存歯の二次スプリント効果」，残存歯の清掃の容易さ，義歯の着脱の容易さなどを考慮し，テレスコープの連結とバー＆クリップ併用の維持装置を上顎義歯に組み入れた．上顎義歯は維持，安定が得られ良好な経過が得られた．メンテナンス中に支台歯に問題が生じて喪失した場合にもその対応が容易で，総義歯として継続使用できる設計によって義歯を作製した．残存歯の喪失後の対応を重視した適切な選択であったと考える．

歯の喪失による機能的，形態的障害は，補綴治療によって回復されるが，その状態を長期にわたって持続させることは容易ではない．残存歯が健全歯であっても部分床義歯は長期的には種々のトラブルが発生する．本症例は，患者が高齢なため今後通院による治療が困難になること，義歯を装着した経験がないこと，咬合支持力が低下した少数歯残存例であることなどを考慮し，包括的治療を行った．

総義歯への移行義歯と咬合支持力が低下した残存歯を共存させようという発想によって治療を進めた．臨床医は，旧来の概念にとらわれず柔軟な対応が極めて重要であると考える．

■第4章■その他の総義歯■

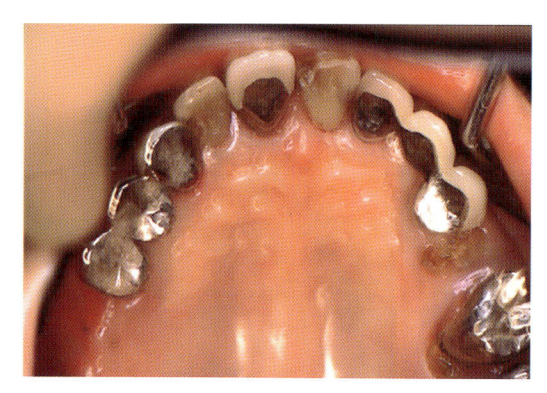

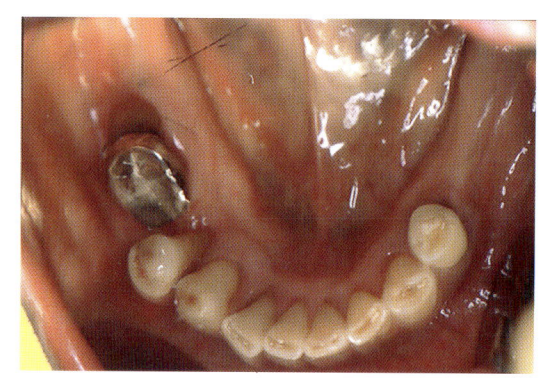

図4-9　初診時の上顎咬合面観（左図）と下顎咬合面観（右図）

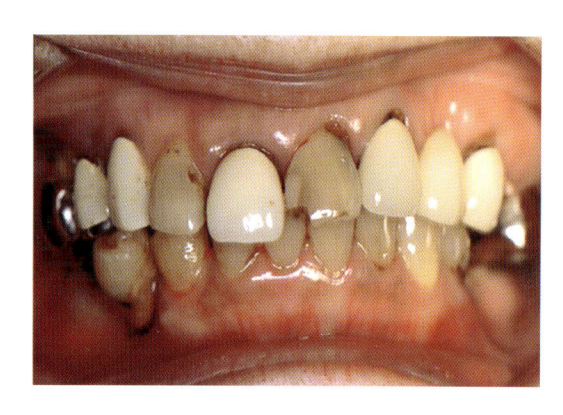

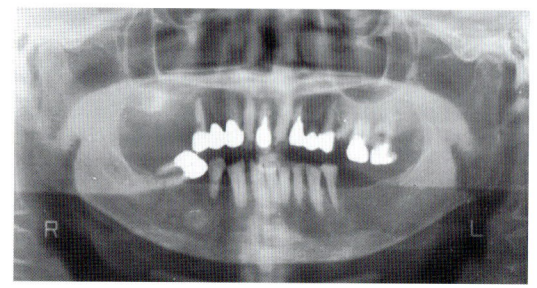

図4-10　同．正面観（左図）とオルソパントモ写真（右図）

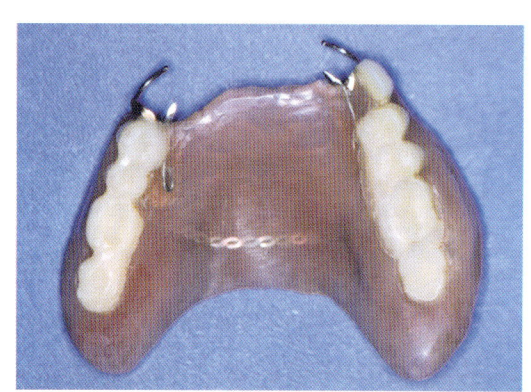

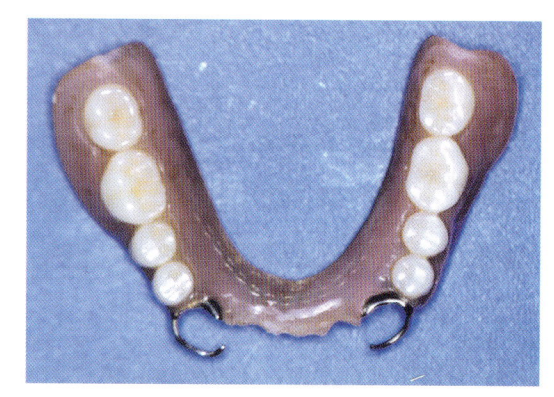

図4-11　上顎の即時義歯（左図）と下顎の即時義歯（右図）

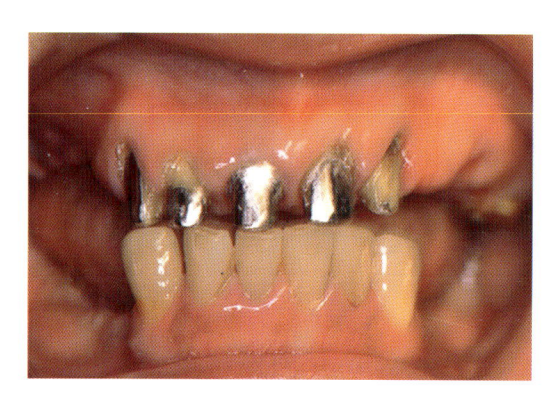

図4-12　上下前歯部の歯周初期治療終了後の正面観

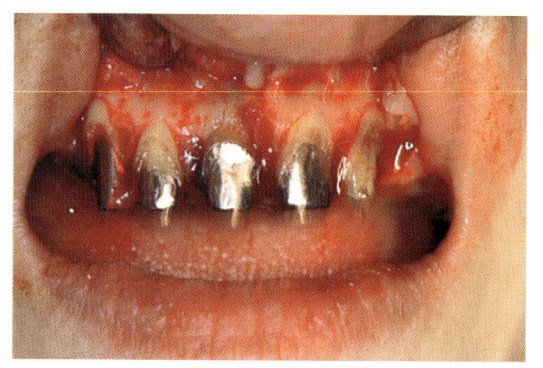

図4-13
歯周の病変部を除去するため歯周外科治療を行った．とくに　1　の周囲骨に破壊像が認められた．（口腔環境の整備）

70

■ 1. シングルデンチャー（片顎総義歯）■

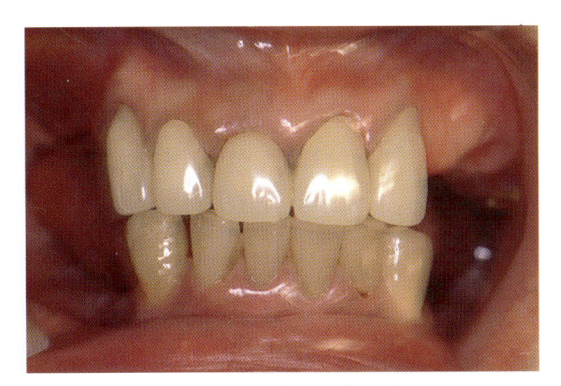

図4-14　術後3週後の所見

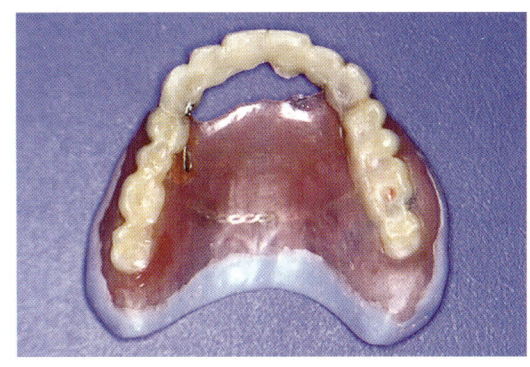

図4-15
上顎の即時義歯の改造を行い，新義歯完成まで患者に使用させた．

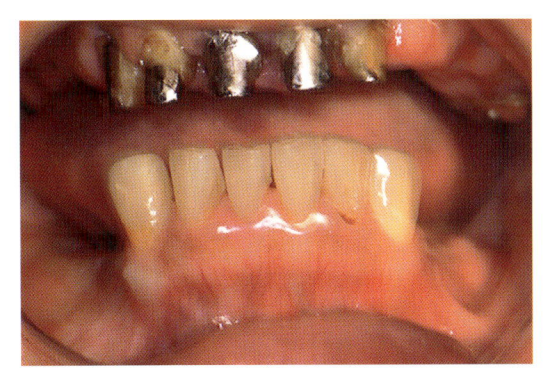

図4-16　下顎前歯部の歯周初期治療終了後の正面観

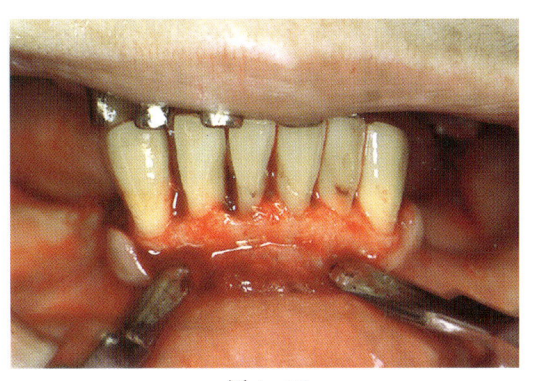

図4-17
下顎前歯部の歯周外科治療を行った．特に$\overline{2\,1}$の周囲骨に破壊像が認められた．

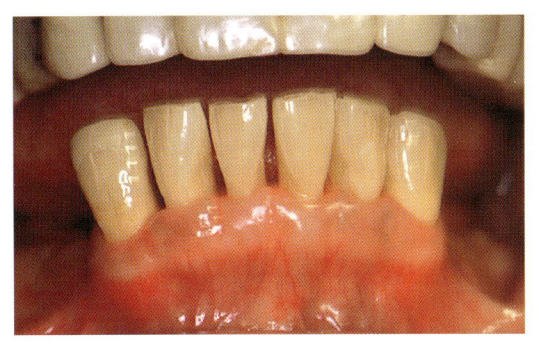

図4-18　術後3週後の所見

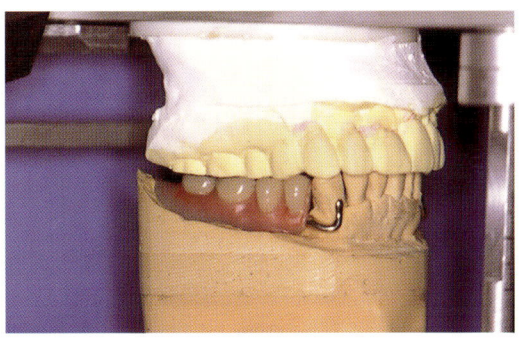

図4-19　下顎臼歯部の部分床義歯を作製中の所見
遊離端義歯はオルタードキャストテクニックによって義歯を作製する．

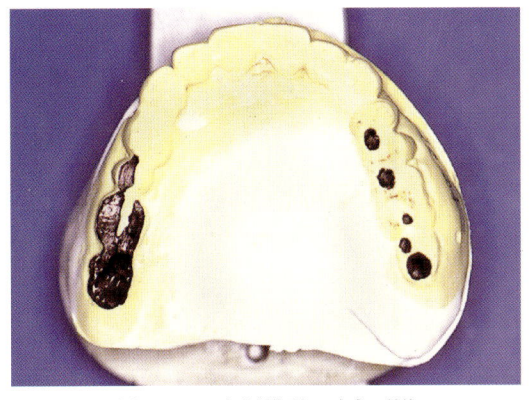

図4-20　上顎模型の咬合面観
黒印は形態修正を行った削合部位

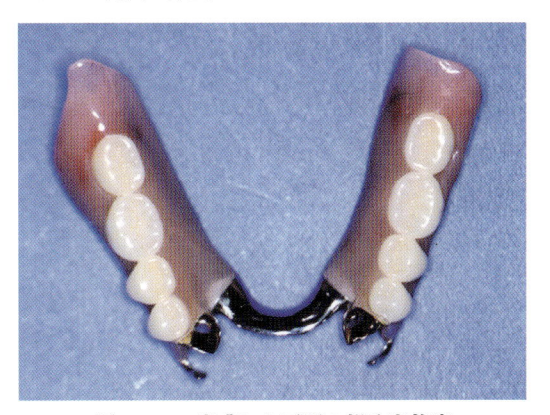

図4-21　完成した下顎の部分床義歯

■第4章●その他の総義歯■

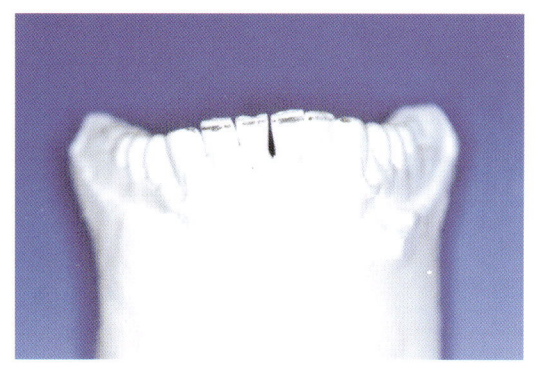

図4-22 規格模型の下顎前歯部に挺出部位を印記した正面観

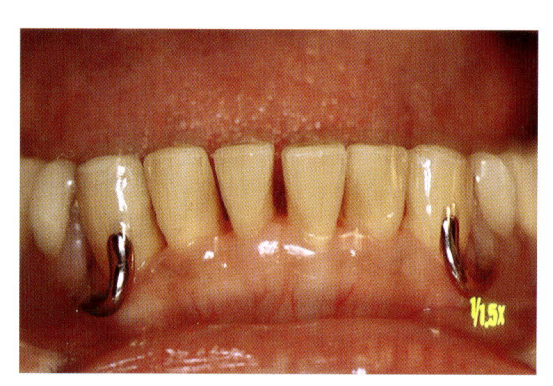

図4-23 下顎前歯切端水平位の形態修正を行った．

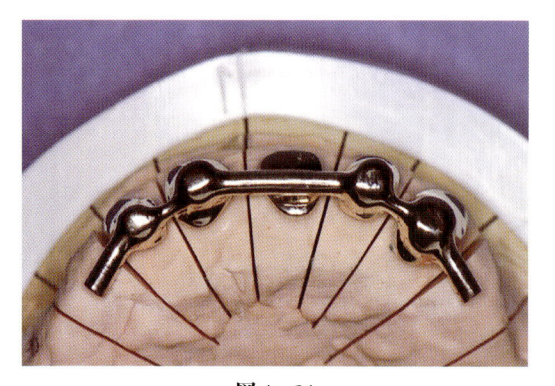

図4-24 1̲|のキャストベースと3̲2̲|1̲2̲の内冠を作製し，内冠をバーで連結した．

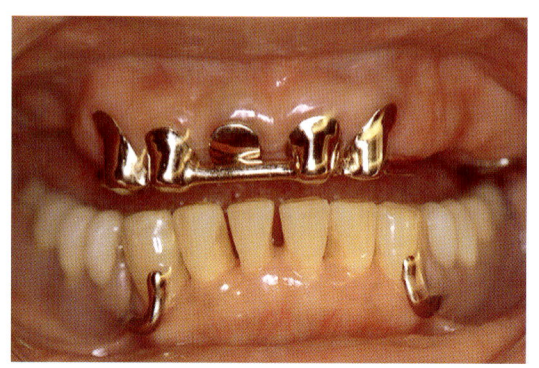

図4-25 キャストベースと内冠を支台歯に試適した．

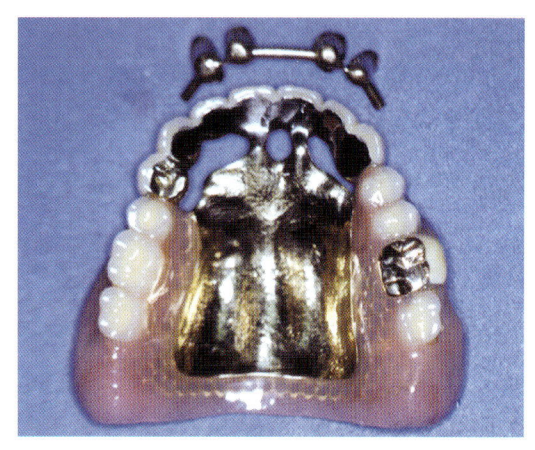

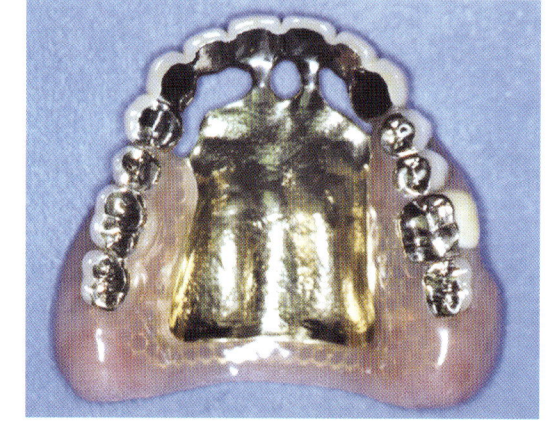

図4-26 上顎の金属床（チタン床）義歯（左図）と完成した上顎の金属床義歯（右図）

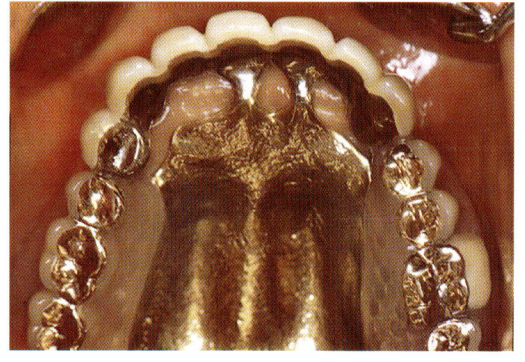

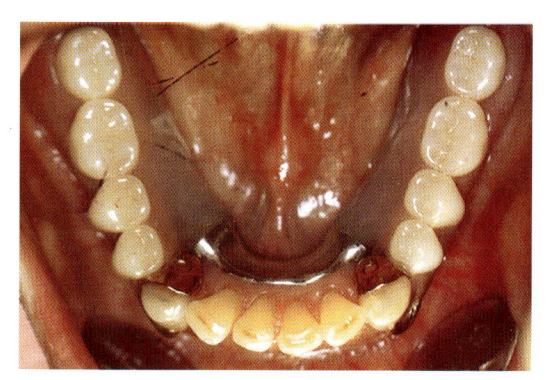

図4-27 上顎の咬合面観（左図）と下顎の咬合面観（右図）

72

# 2. インプラント オーバーデンチャー

骨吸収が著しい下顎無歯顎症例に対し，インプラント オーバーデンチャーは全顎にインプラントを植立する方法に比べ，外科的侵襲や外科的リスクが少ない[21)32)38)]．また，筆者の数多くの臨床経験から長期的に成功率が高く，患者の満足度も良いため総義歯治療の一選択肢として極めて有効である．

しかし，インプラント治療は，①外科的治療を併用する，②治療費が高額になる，③創傷治癒のために日時を要するなどの欠点がある[14)]．したがって，患者にはその旨を十分に説明し理解と協力を得ることが必要となる．

植立したインプラントの確実なオッセオインテグレーションを獲得し永続させるためには，適切な位置と方向にインプラントを植立し，生理的な総義歯を作製することが重要である．

## （1）インプラントの植立

オトガイ孔間にインプラントを何本植立するかについての定説はない[30)]．

筆者は，4本植立する設計で行い，通常，インプラントはD：3.3mm，L：10.0mmを使用し，上部構造のオーバーデンチャーが大型な場合には，D：3.3mm，L：13.0mm，15.0mmを選択することにしている．

上顎無歯顎のオーバーデンチャーには最低6本植立することを原則にしている．

### （i）前　準　備

①術前に義歯を参考にして植立するインプラントの最適な位置を設定する．植立位置は骨の条件にもよるが，左右対称的位置で各インプラント間は5mm以上離す．サージカルステントを作製し，手術器具とともに準備しておく．

②感染予防のため抗生物質を術前に3日分，術後に3日分を投与する．

### （ii）インプラントの植立手順

サージカルステントを用いてインプラントの植立位置，方向を決定し，インプラントの植立手術は図4・35～50の順序で行う．

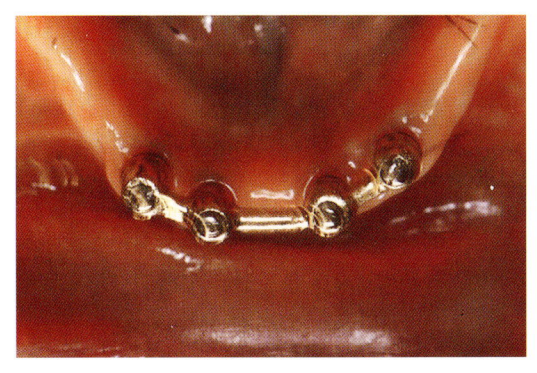

**図4・28**
インプラントは可能な限り左右対称的な位置に植立し，バーは各インプラント間を直線的に連結する．

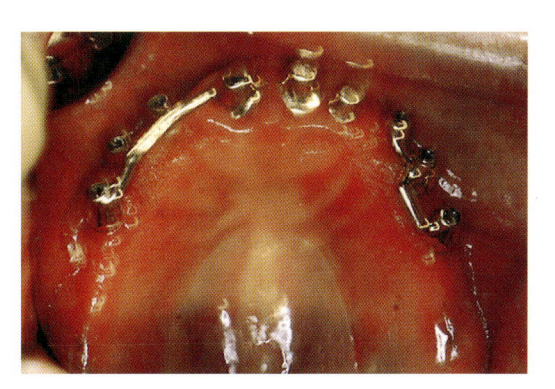

**図4・29**
上顎の場合は最低6本植立する．

### (iii) インプラント植立時の注意点

①外科の原則を守る．
②インプラント埋入窩の唇，舌側の骨壁は最低2mmの骨が必要である．
③インプラント埋入窩の形成時には骨への発熱防止のため十分な注水を行う．
④切削ドリルは，よく切れるものを用いてぶれないように埋入窩を形成する．
⑤手術完了後は，2～3時間の安静と局所の冷罨法を行わせる．

### (2) 顎堤粘膜への対応

現在，国内に販売されているインプラントシステムは30数社に及ぶが，材質はいずれも純チタンが多い[8]．インプラント体の形状や頸部表面などの改良が行われてはいるが，インプラント周囲粘膜は天然歯と付着機構が異なり防御作用も極めて弱いと考えられる．

また，インプラント植立部位の粘膜の厚径が厚いと，ほぼそのままインプラント体頸部周囲のポケットの量になる．したがって，インプラント体頸部周囲の深いポケットは天然歯における深いポケットと同様にプラークコントロールを怠ると細菌感染を招き，インプラント周囲炎（Peri-Implantitis）を起こしやすいと考えられる[4)20)]．

手術時にインプラント周囲粘膜の厚径が厚い症例は，粘膜の厚径を薄くする手術を併用する（図4-30, 31）[7]．また，角化粘膜の幅が5mm以下の場合には，遊離粘膜移植や口腔前庭拡張などの追加手術を後日に行う．

### (3) 作業用模型の作製

免荷期間後に中間上部構造を作製するため，植立したインプラント体の印象採得と咬合採得を行い，咬合器に装着した作業用模型を作製する．

### (4) 中間上部構造

①中間上部構造のバーは清掃性を考慮し，粘膜面から最低2.0mm離し，不潔域を作らないように注意する（図4-32）．
②中間上部構造と総義歯は，将来予測される種々の問題に対応できるような設計とする．
③維持装置として円形のバー＆クリップの既製品，マグネットとキーパーの組み合わせ，各個形成による強固な構造のバー＆クリップなどが考えられる．

中間上部構造による強固な連結様式は義歯に加わる種々の方向からの力がインプラントに直に加わる．したがって，インプラントの破折やスクリューの破折などのトラブルが生じやすい．

マグネットとキーパーの組み合わせは

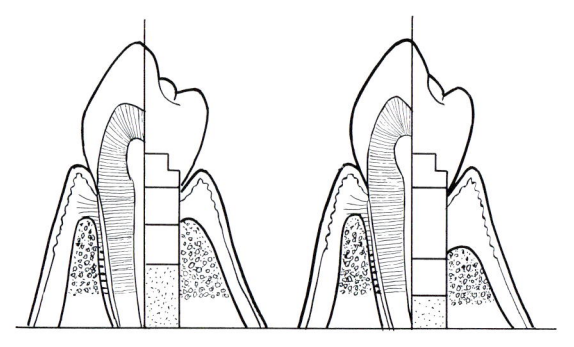

図4-30 高さ2mmと4mmのTIE，IMCインサートを使用した場合の粘膜厚径の比較図[7]

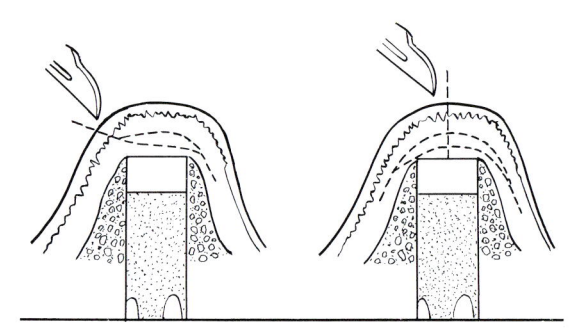

図4-31
粘膜厚径を薄くする手術は結合組織の中間層を切除する．左：側方からの切開，右：歯槽頂切開[7]

■2. インプラントオーバーデンチャー■

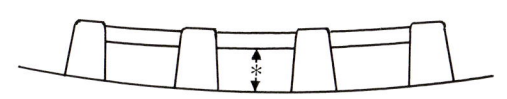

＊：2mm以上離す

図4-32　バーは粘膜から 2 mm 以上離す

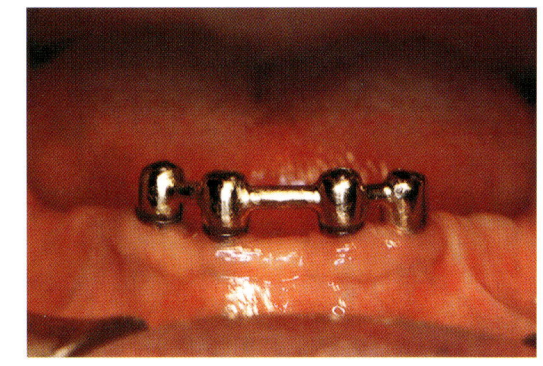

図4-33　同，正面観

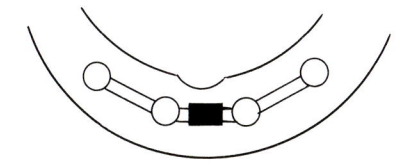

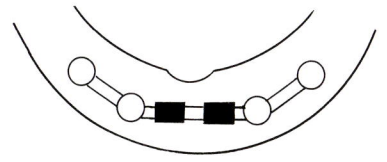

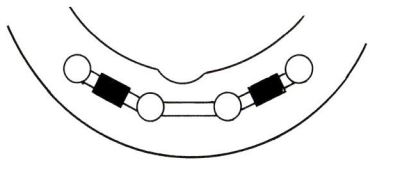

図4-34　メタルクリップ設置位置の例

義歯の僅かな動きに対応できないことが予想される．

これらの点を考慮し，筆者は，円形のバー＆クリップの既製品を中間上部構造に好んで用いている．この組み合わせは，義歯の維持（浮上防止）に十分効果を発揮する．クリップが破損した場合も容易に交換することができる．

④咬合の負担様式は，a）インプラント支持様式，b）インプラント粘膜支持様式，c）粘膜支持様式が考えられる[14]．筆者は，cを採用している．しかし，中間上部構造に緩衝機構を付与した設計で行っておいても，一定期間後には，咬合負担様式がインプラント粘膜支持様式に移行する．したがって，中間上部構造の維持装置が破損する場合を考慮し，その交換が容易な構造に作製するように心掛けている．

### （5）上部構造の総義歯

インプラントを併用した総義歯治療では，インプラントには義歯の維持（浮上防止）を目的に行う．不安定な義歯を安定させようとすると，義歯の回転や側方への動きがインプラントへの負荷として作用する．そのため，「生理的な総義歯治療の概念に従って義歯を作製すること」が重要になる．

オーバーデンチャーを装着した後のトラブルには義歯床の破折がある．これは，義歯床内部に中間上部構造を組み込むから，義歯の脆弱になる正中部に発生する．このような義歯の破折を防止するため，金属床による義歯床の補強を行う．

### （6）インプラント治療についての私見

インプラント治療は，健康な顎堤に再び歯周病類似の病態を発生させる危険性がある．したがって，外科を専攻したから，あるいは1～2日の講習を受けたからと，安易な気持ちで臨床を行うことは厳に謹むべきであると筆者は考える．

また，日本人と欧米人との骨質の違い，咀嚼運動パターンの違いなどを考えると，欧米文献の内容を"鵜呑み"にした臨床，例えば即時荷重の考え方，上部構造の咬合接触関係など再考を要する点があるように思えてならない．

■第4章●その他の総義歯■

## 1）インプラント植立術式

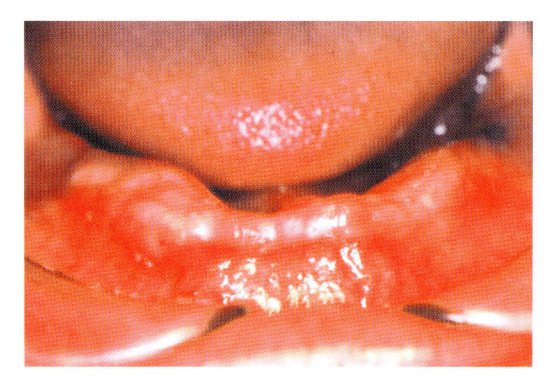

図4-35　下顎無歯顎の正面観（術前）

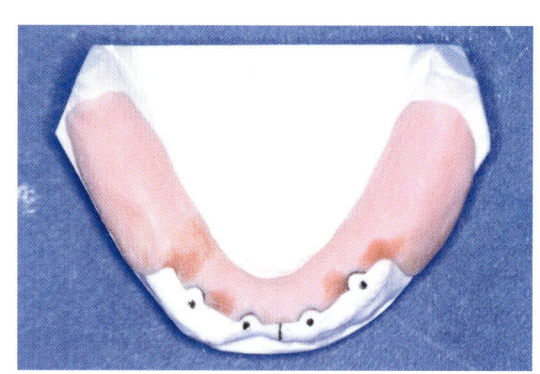

図4-36　インプラント植立位置の設定とサージカルステントの準備
オストロンを用いて作製した仮床

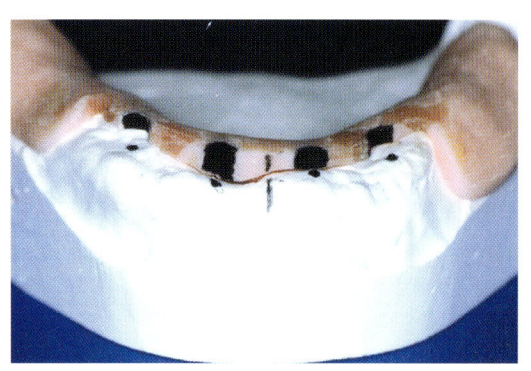

図4-37　同．正面観

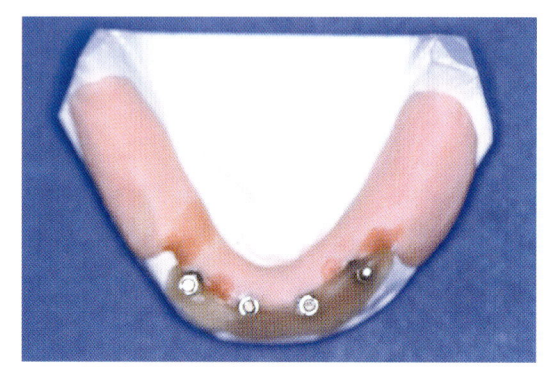

図4-38　X線撮影の準備
植立するインプラントと同寸法のダウエルピンをインプラントの植立予定位置の分割仮床に取り付けた．

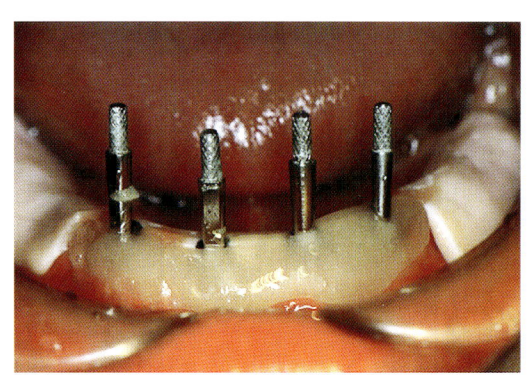

図4-40　オルソパントモ写真

図4-39
口腔内に試適し，X線撮影を行った．

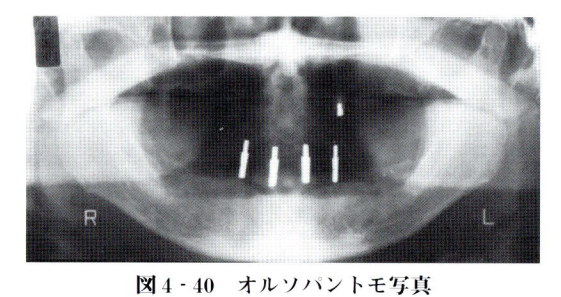

図4-41　サージカルステントを口腔内に試適した正面観

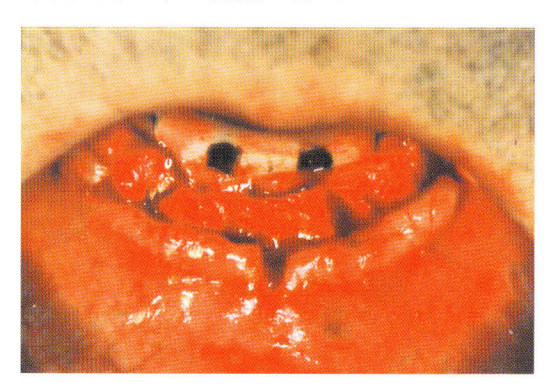

図4-42
歯槽頂切開と縦切開を行った．

76

■ 2. インプラントオーバーデンチャー ■

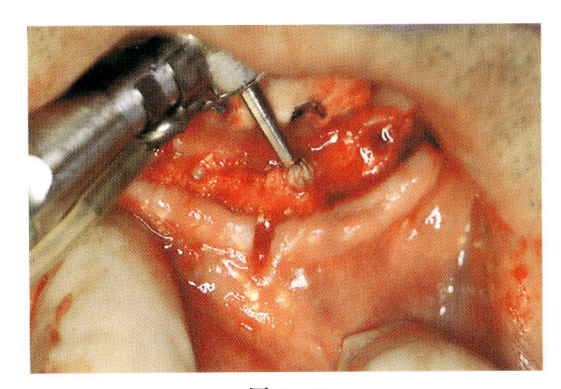

**図4-43**
歯槽頂の骨鋭縁部を平坦にした後，スターティングホールを形成した．

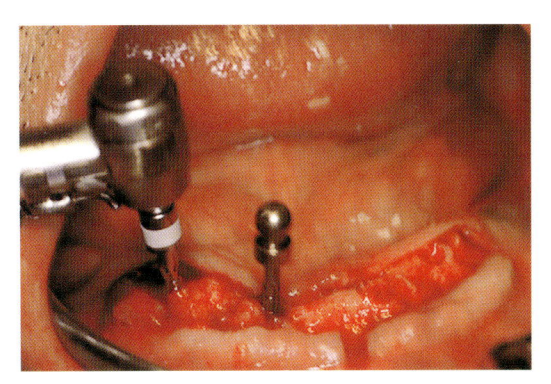

**図4-44**
インプラント埋入窩を歯軸方向に形成した．

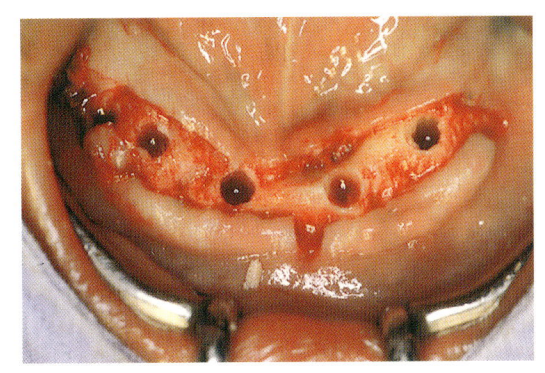

**図4-45** 同，形成直後の所見

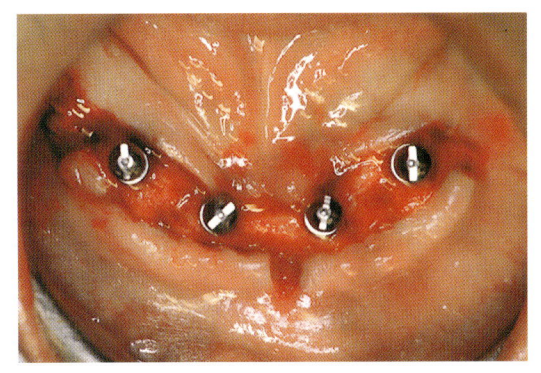

**図4-46** インプラントを植立した所見

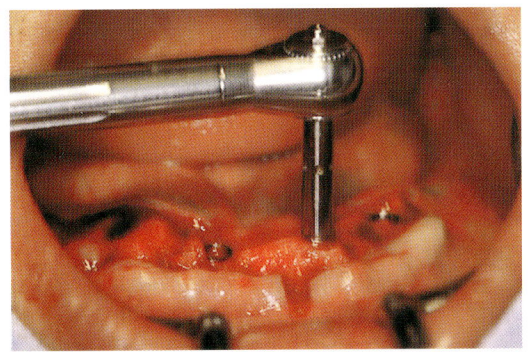

**図4-47**
ラチェットを用いて計画した深さまでインプラントを埋入した．

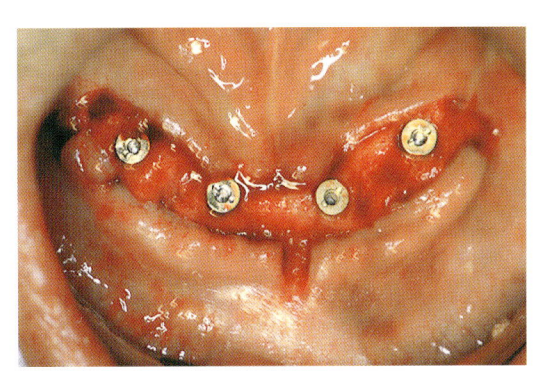

**図4-48** 埋入直後の所見

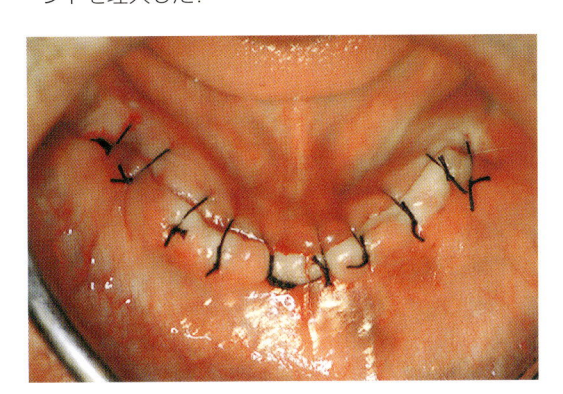

**図4-49** 縫合直後の所見

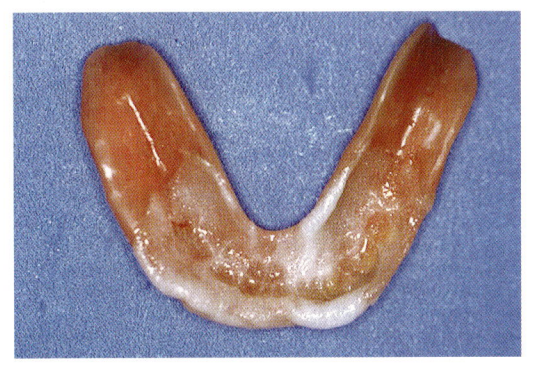

**図4-50**
義歯の粘膜面を削除し，ティッシュコンディショナーを添加した．

# 2）顎関節症の治療と下顎のインプラントオーバーデンチャーの例

## 症　例

【患　者】67歳，女性．
【初　診】2000年1月28日
【主　訴】咀嚼・発音障害，顎関節痛．

### 概　要

約2年前，某医にて残存歯の治療とクラウンブリッジによる咬合再建治療を受けた．しかし，主訴以外に咬合痛，頸部痛などのほか，口臭と右側の鼻づまり，鼻汁による悪臭が続いていた．某内科医から紹介され来院した．

### 口腔内所見

残存歯は，6 5 4 3 2｜1 2 3 4 5 6 7 および 8 7 3〜｜〜4 5 8 であった．上顎の残存歯は，骨植が良好で歯肉は正常であった．触診によって 5 4｜の根尖相当部に違和感と圧痛があった．舌の側壁上縁には深い歯の圧痕が認められた．下顎は 8 7｜の骨植が良好であったが，3〜｜〜3 4 5 8 の残存歯は咬合痛と動揺が認められた．X線的に 5 4｜の根尖部に透過像が認められた．下顎は 8 7｜以外の残存歯は図4-51右，53の所見であった．咬合させると下顎が左側に変位した．

### 咬合診査

規格模型を作製し，咬合関係を調べた．咬合平面はほぼ水平で，咬合弯曲は極めて強かった．上顎歯の歯冠軸が内側に傾斜し上顎の歯列弓は狭窄していた．前歯部の被蓋関係は極度に深く，3〜｜〜3 の切縁が 3〜｜〜3 の歯頸部に接触していた．5 4｜頰側咬頭内斜面と 3｜が特に強く接触していた．

### 治　療

諸診査の結果，下顎は 8 7｜以外の保存不可能な残存歯を抜歯，欠損部に即時義歯を装着した．上顎は臼歯部のクラウンを撤去し，テンポラリークラウンを作製，歯列形態を整えた．これによって主訴の症状が改善した．残存歯の保存治療，5 4｜の根尖切除手術と上顎洞炎の治療を行った．順次，主訴以外の諸症状も改善した．8 7｜にクラウンを装着した．1ヵ月後，下顎前歯部にIMZインプラント（D：3.3mm，L：10.0mm）を4本植立した．植立したインプラントの免荷期間後に下顎のオーバーデンチャーを作製，装着した．上顎は残存歯の歯冠補綴を行った．

### 経　過

2004年2月5日現在の経過は極めて良好であった．

### 考　察

本症例は，不適切な残存歯の保存治療，極めて強い咬合弯曲，狭窄した上顎の歯列弓形態，不適切な咬合接触関係などにより，主訴の諸症状が生じたと考えられた．患者が維持の良好な下顎義歯の作製を希望したので，インプラントオーバーデンチャーを作製，装着した．残存歯の包括的治療と歯と歯列位置・形態を機能的形態に復元した歯冠補綴を行った．結果，主訴と主訴以外の諸症状がすべて改善し，患者の要望に十分答えられたと考えられる．

■2. インプラントオーバーデンチャー■

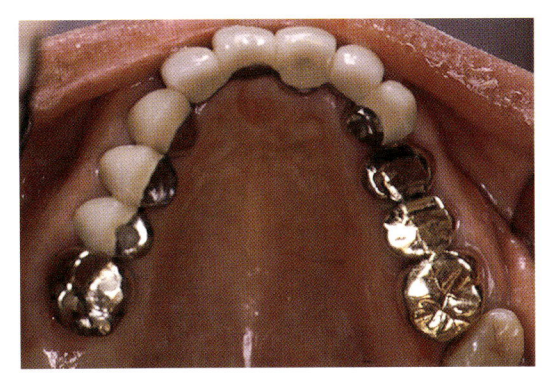

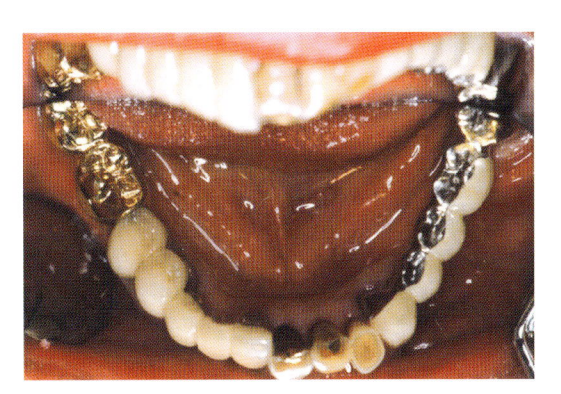

図4-51 初診時の上顎咬合面観（左図）と下顎咬合面観（右図）

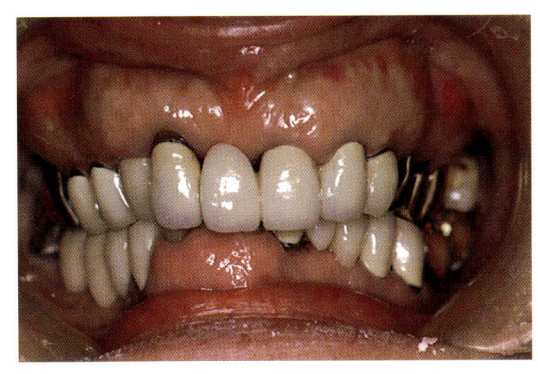

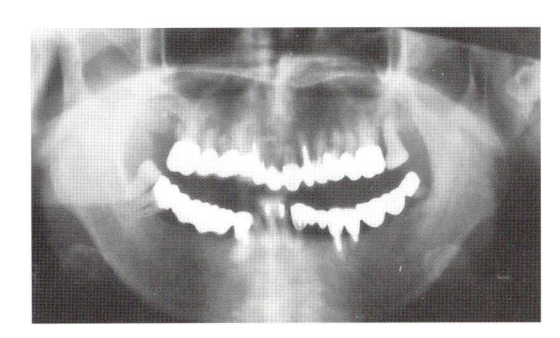

図4-52 同．正面観（左図）とオルソパントモ写真（右図）

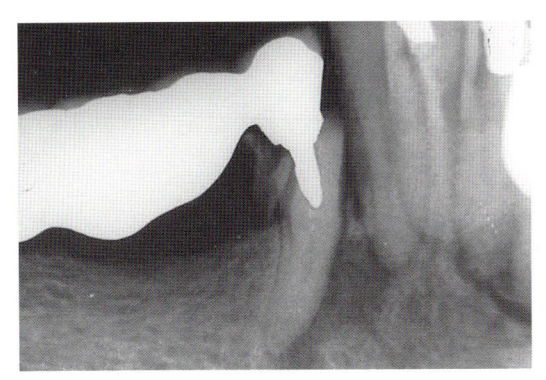

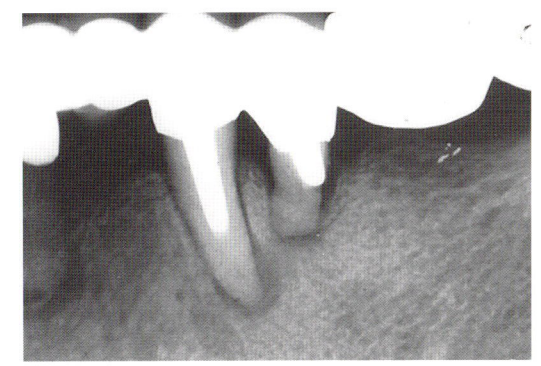

図4-53 同．デンタルフィルム右側の所見（左図）と左側の所見（右図）

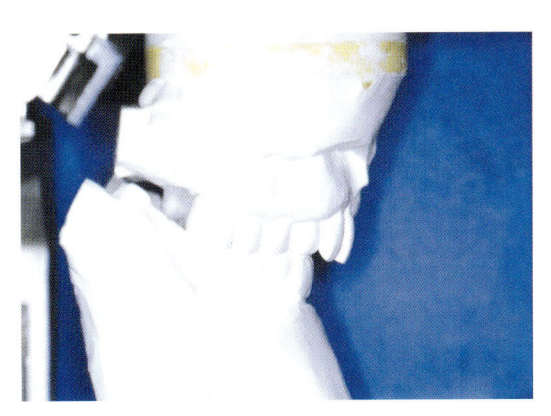

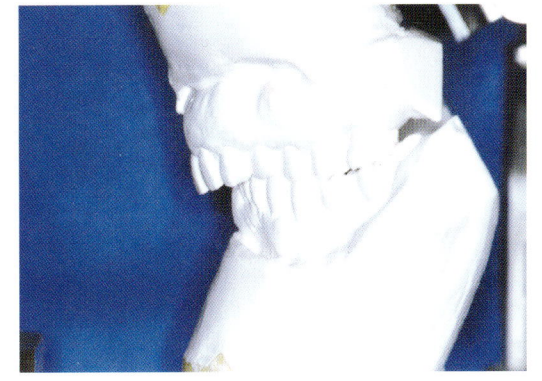

図4-54 診査用規格模型の右側方面観（左図）と左側方面観（右図）

■第4章 ●その他の総義歯■

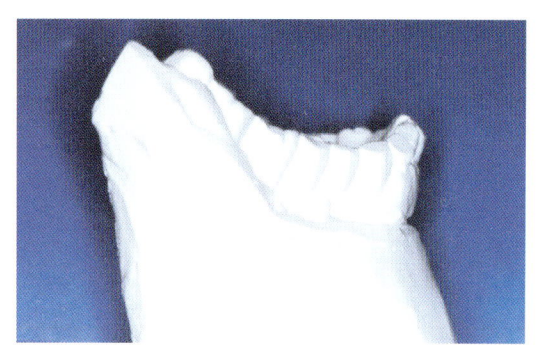

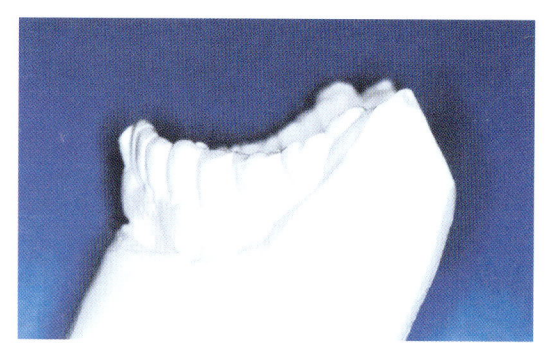

図4-55　下顎模型の右側方面観（左図）と左側方面観（右図）
咬合弯曲が極めて強い．

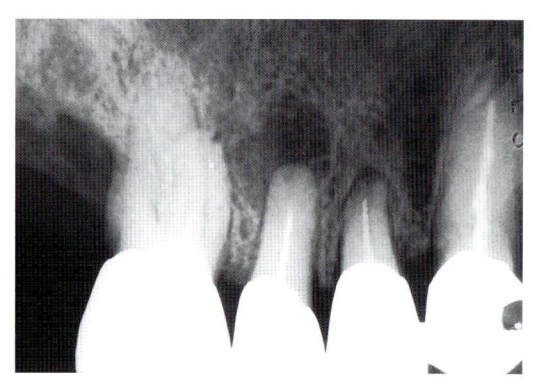

図4-56　上顎右側臼歯部のデンタルフィルム
5 4|の根尖部にＸ線透過像が認められた．

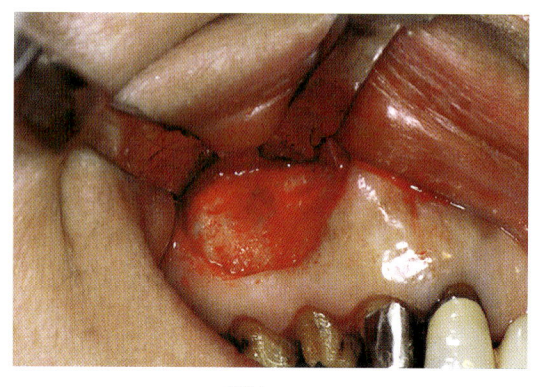

図4-57
|4 5の根尖切除術を行うため弧状切開を行い，全層弁を剥離，翻転した．

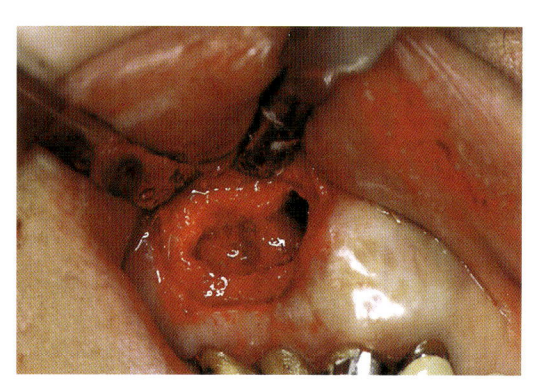

図4-58
同．病変は上顎洞まで通じていた．

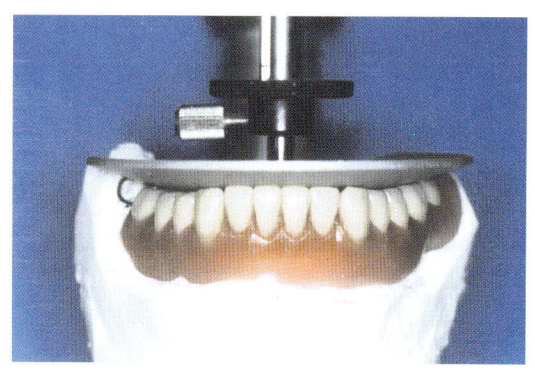

図4-59
下顎義歯の人工歯排列と歯肉部の形成を行った．

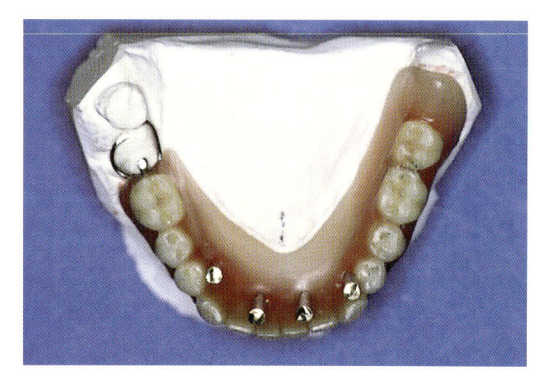

図4-60　インプラント植立位置の設定

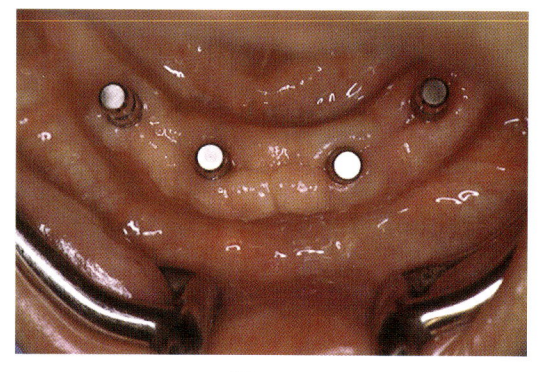

図4-61
下顎前歯部に４本のインプラントを植立した．

80

■ 2. インプラントオーバーデンチャー ■

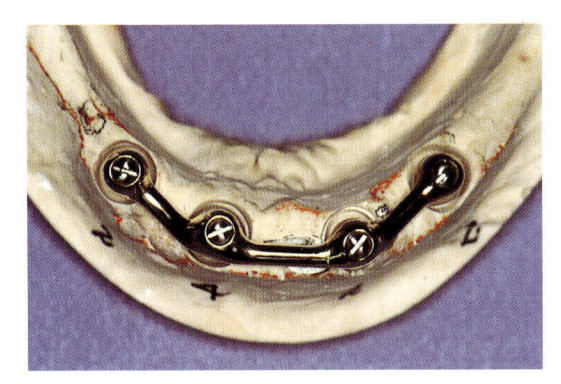

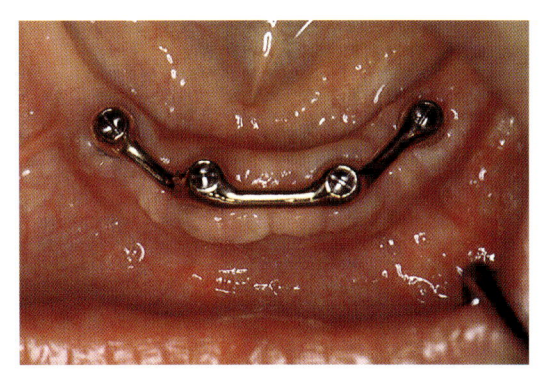

図4-62 各インプラント間をバーで連結した中間上部構造（左図）と口腔内に装着した所見（右図）

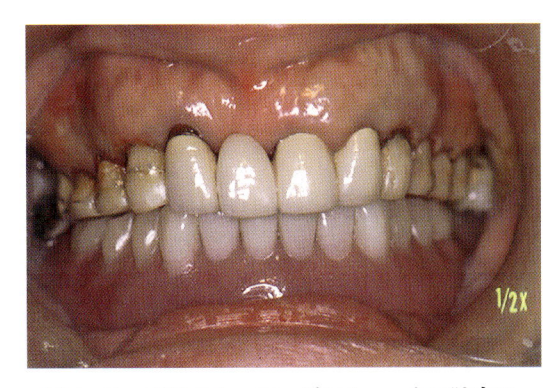

図4-63 下顎のオーバーデンチャーを口腔内に装着した正面観

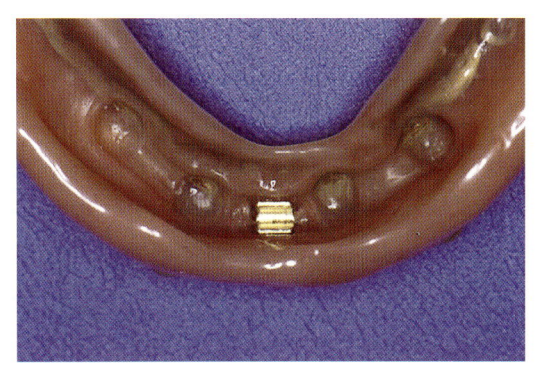

図4-64 プラスチッククリップを床粘膜面に取り付けた所見
6ヵ月後メタルクリップに交換した．

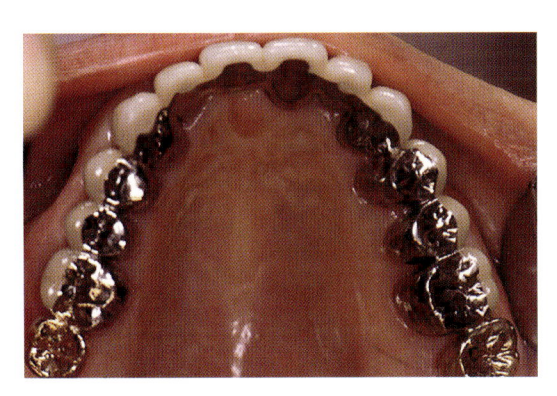

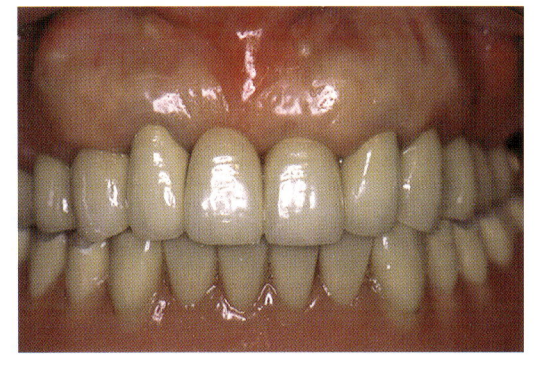

図4-65 治療完了後の上顎咬合面観（左図）と正面観（右図）

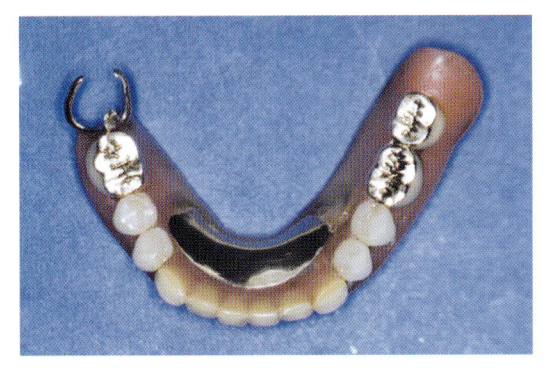

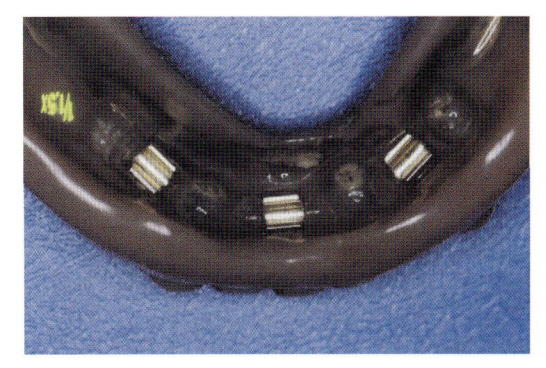

図4-66 下顎オーバーデンチャーの咬合面観（左図：2004年2月5日現在）とメタルクリップの所見（右図）

81

# 第5章

# 長期経過症例

# 1．上顎総義歯，下顎フルブリッジの例

〔日口腔インプラント誌 5(1)：57〜62, 1992. 発表[6]〕

## 症　　例

(巻頭アトラス，p 3 参照)

**患　者**　50歳，女性．
**初　診**　1990年6月6日
**主　訴**　上顎総義歯の維持不良による咀嚼障害．

## 概　　要

某医にて 2〜|〜3 のブリッジと上顎の総義歯を作製された．上顎義歯の維持不良による咀嚼障害を訴え来院した．

## 口腔内所見

上顎は顎堤の骨吸収が中等度で顎堤形態は良好であった．顎堤粘膜は全体に薄く，唾液量が少なく口腔内は乾燥気味であった．下顎は残存歯の骨植が良好で，すべて歯冠補綴されていたが歯肉に炎症は認められなかった．

## 咬合診査

旧義歯を口腔内に装着した状態の規格模型を作製し，AS‐咬合平面診断器による咬合平面・弯曲の分析を行った．①咬合平面の矢状傾斜度−8度，②咬合平面は前頭面的にほぼ水平，③咬合弯曲は半径2.5インチの過度な弯曲，④ 1|1 の被蓋関係はオーバーバイト5.1mm，オーバージェット7.0 mm(過蓋咬合)であることが分かった．

## 治　　療

下顎のブリッジを撤去，4インチ球面に一致した咬合弯曲のテンポラリーブリッジを作製した．続いて，上顎に即時義歯を作製した．1|1 の被蓋関係をオーバーバイト1.0 mm，オーバージェット2.5mmとした．結果，上顎の総義歯は咬合が安定し，確実な維持が得られ，咀嚼障害が改善した．咬合が安定し上顎義歯の維持が良好になった．諸診査を行い患者の了承が得られたので，6|部にIMZインプラント(D：4.0mm，L：13.0mm)を植立した．下顎にクロスアーチブリッジを装着した．上顎の総義歯はAS‐システムによって作製，装着した．

## 経　　過

2004年4月22日現在，経過は極めて良好であった．

## 考　　察

本症例は，下顎の咬合弯曲が強い形態であったこと，旧義歯は 3〜|〜3 が過蓋咬合であったため，下顎の前方，側方運動を阻害していたこと，さらに唾液量が少なく口腔内が乾燥気味であったことなどが原因で，上顎義歯の維持が得られなかった思われた．

片顎(上顎)総義歯が長期的に良好な経過が得られたことは，①下顎の残存支台歯の骨植が良好であったこと，②適切な前歯部の被蓋関係を付与し，咬合平面・弯曲の修正を行ったこと，③臼歯部人工歯の適切な組み合わせ(下顎臼歯部に陶歯，上顎に金属歯)によって臼歯部の咬合支持が長期的に確保されていたことによると思われる．

■第5章●長期経過症例■

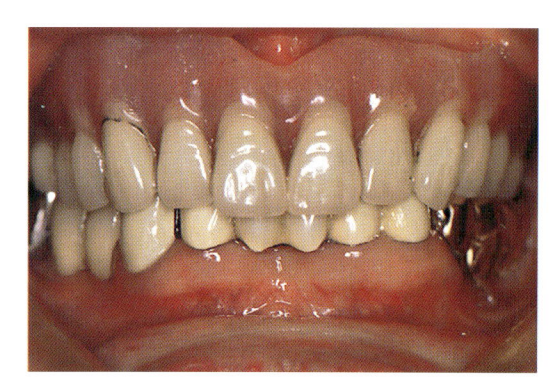

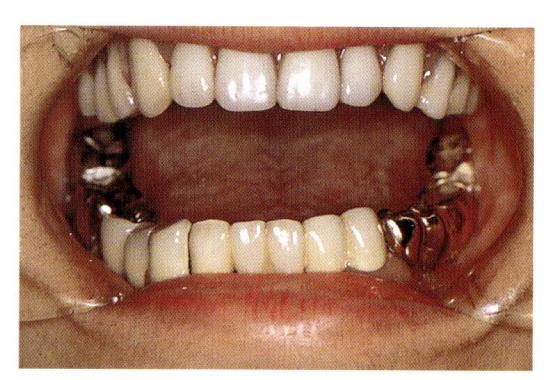

図5-1　初診時の正面観（左図）と開口時の正面観（右図）

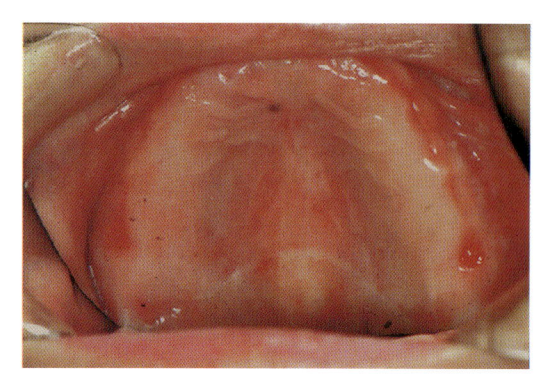

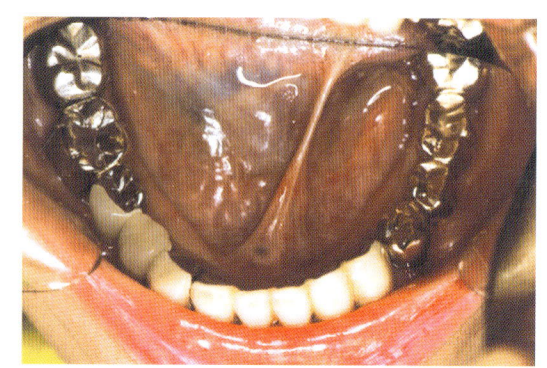

図5-2　同．上顎面観（左図）と下顎咬合面観（右）
左図で口蓋隆起が認められるが，リリーフによって対応することができる．

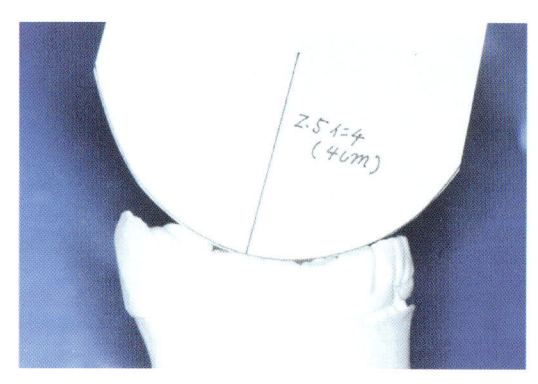

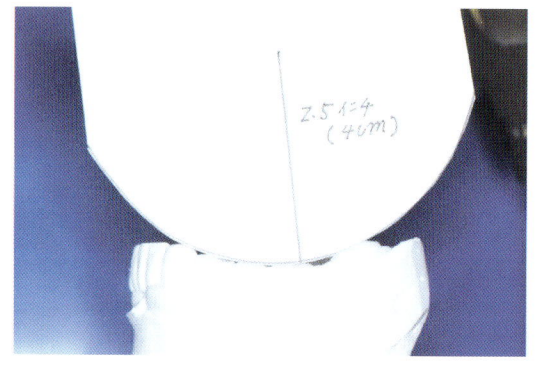

図5-3　診査用規格模型の右側方面観（左図）と左側方面観（右図）
咬合弯曲が極めて強いことがわかる．

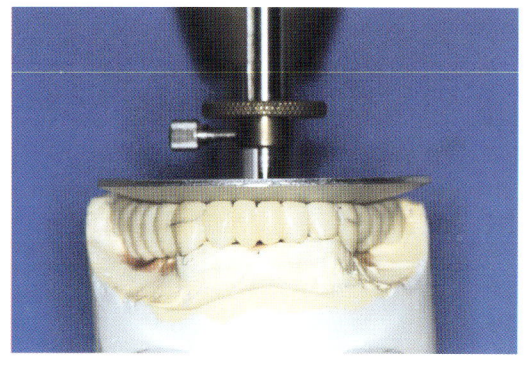

図5-4
　クラウンブリッジを撤去し，テンポラリーブリッジを作製，装着した．

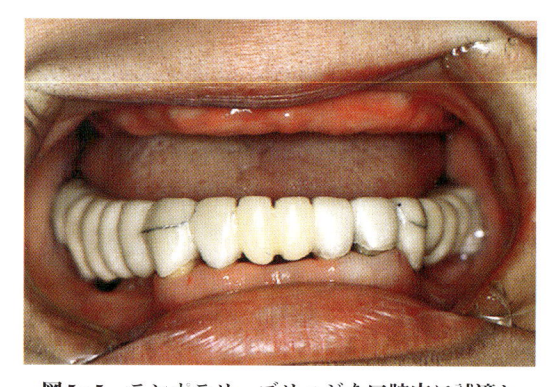

図5-5　テンポラリーブリッジを口腔内に試適した正面観
　 6̅ 部にIMZインプラント（D：4.0mm，L：13mm）を植立した．

86

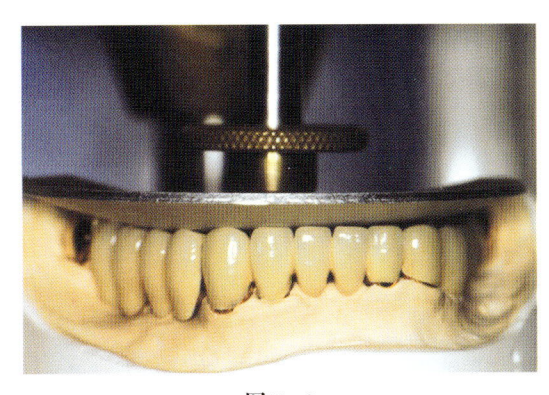

■ 1. 上顎総義歯，下顎フルブリッジ例 ■

図5-6
免荷期間後に下顎のクロスアーチブリッジを作製した．

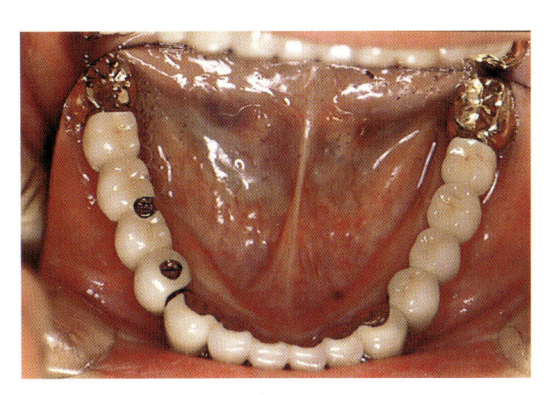

図5-7
下顎のブリッジを口腔内に装着した．

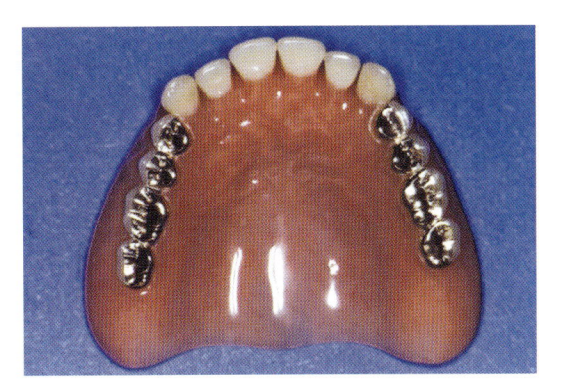

図5-8 上顎のレジン床総義歯
10ヵ月後，口蓋を金属床に置換した．

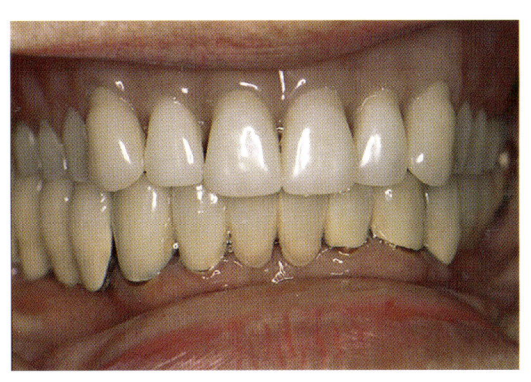

図5-9 治療完了後の正面観

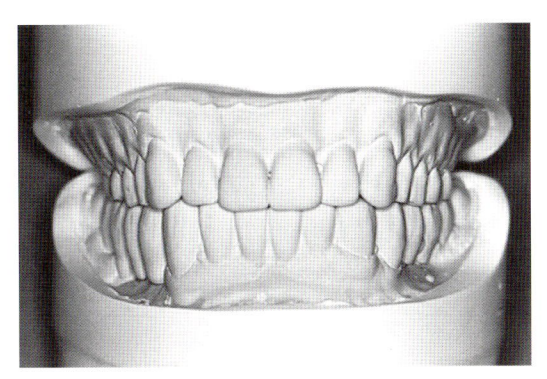

図5-10 評価用規格模型の正面観

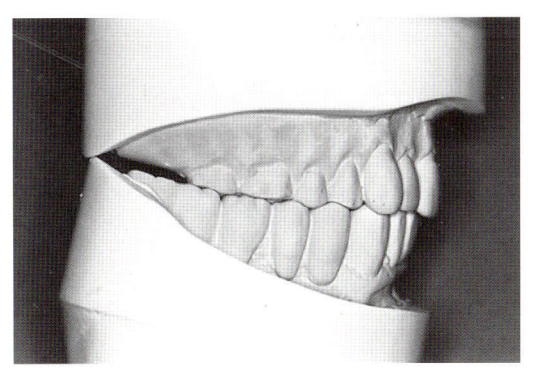

図5-11 評価用規格模型の右側方面観

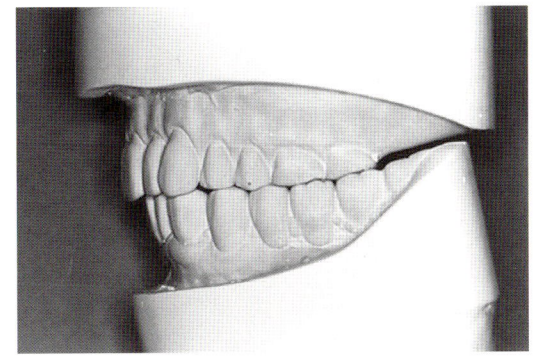

図5-12 評価用規格模型の左側方面観

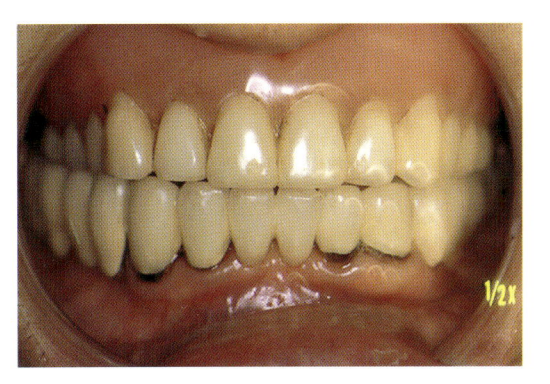

図5-13 2004年4月22日現在の正面観
（経過良好）

87

# 2. 上顎総義歯，下顎 $\overline{7〜4|5〜7}$ 部分床義歯の例

## 症　例

【患　者】78歳，女性．
【初　診】1990年3月10日．
【主　訴】上顎義歯の維持不良による咀嚼障害．

## 概　要

3ヵ月前，某医にて上顎総義歯，下顎の部分床義歯を新製した．上顎義歯の脱離と下顎義歯による咬合痛と違和感があるため，義歯の調整に10数回通院したが症状が改善しなかった．

## 口腔内所見

上顎は顎堤の骨吸収は中等度で顎堤形態は良好であった．$\overline{3〜|〜4}$ の残存歯は骨植が良好で著しく咬耗していた．

## 咬合診査

旧義歯を口腔内に装着した状態の規格模型を作製し，模型上で咬合関係を調べた．①咬合平面は前頭面的に約10度左上りであった，②上顎前歯舌面が咬耗した下顎前歯に接触していた，③ $7|$，$|7$ 咬合面間に約0.5mm，$7|$，$|7$ 咬合面間に約1.0mmの間隙があった．
また，下顎義歯の口腔内における適合状態を調べた．$7|7$ 部を圧接すると義歯の後方が沈下した．

## 治　療

下顎は $\overline{3〜|〜4}$ の歯冠修復と $\overline{7〜4|5〜7}$ の部分床義歯をオルタードキャストテクニックによって新製し，下顎歯列を整えた．上顎の総義歯はAS-システムによって作製，装着した．

## 経　過

義歯装着後の経過は良好で，「他界するまでの14年2ヵ月間快適な日常生活を送り，看病した者も助かりました」感謝していますと家族から電話連絡を受けた．

## 考　察

本症例は咬合診査を行い，上顎義歯の維持が得られなかった原因は，臼歯部，特に大臼歯部の咬合支持不足によって下顎前歯が上顎前歯を突き上げたと考えられた．対顎が部分床義歯の症例は，部分床義歯の後方が沈下し大臼歯部の咬合支持が弱くなる．したがって，総義歯側の維持不足が生じやすい．本症例が長期的に良好な経過が得られたことは，①下顎の残存歯の骨植が良好であったこと，②下顎に機能的形態を付与した残存歯の歯冠修復と維持・安定のよい部分床義歯によって補綴を行ったこと，③下顎の部分床義歯の負担域を可及的に大きくし，床下粘膜の負担圧分布を均等化したこと，④臼歯部人工歯の適切な組み合わせ（下顎臼部に陶歯，上顎に金属歯）などにより咬合支持が長期的に確保されていたと考えられる．

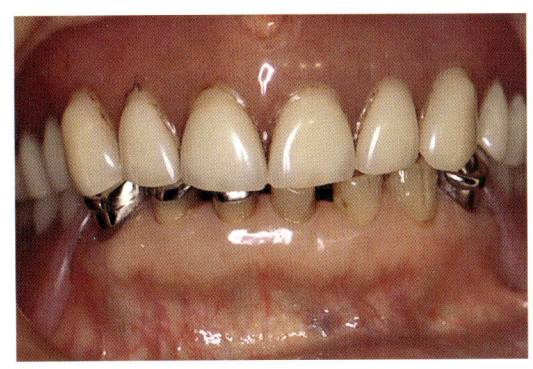

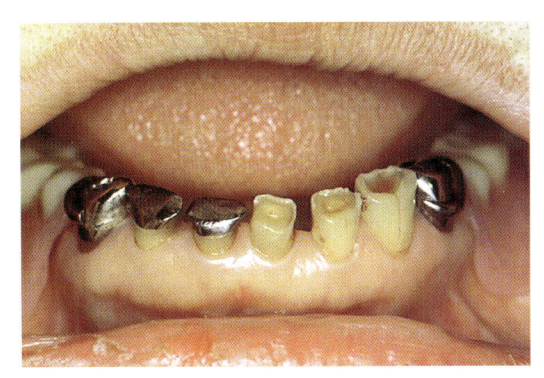

■ 2. 上顎総義歯，下顎 $\overline{7～4|5～7}$ 部分床義歯例 ■

図5-14 初診時の正面観
右図の下顎の残存歯は著しく咬耗していた．

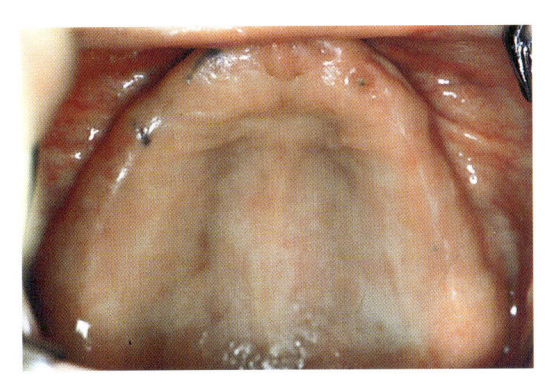

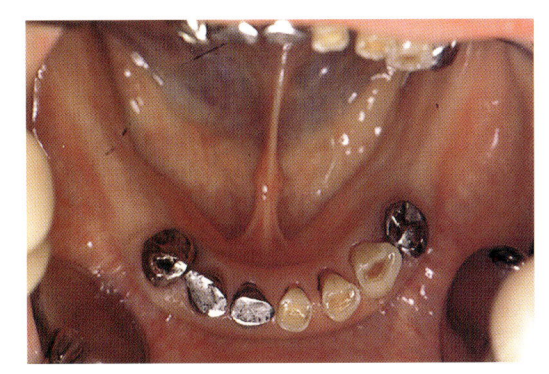

図5-15 同．上顎面観（左図）と下顎面観（右図）

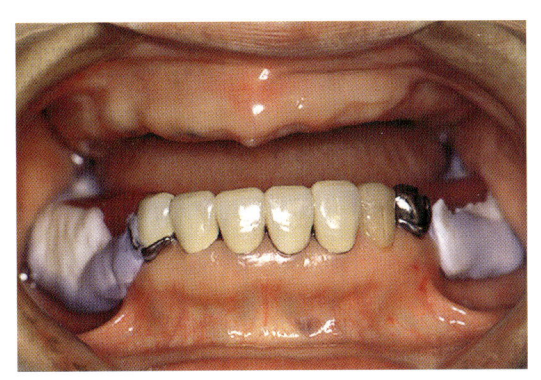

図5-16 $\overline{3～|～4}$ の歯冠補綴を行った正面観

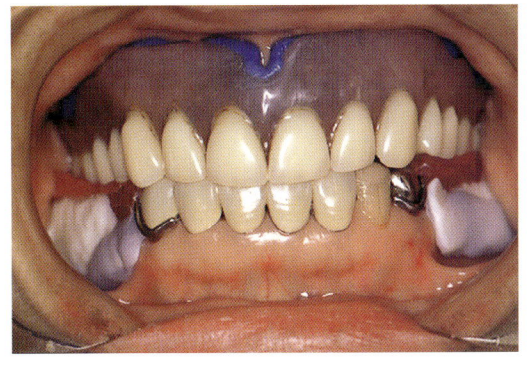

図5-17 下顎の部分床義歯と上顎の作業用模型を作製するための印象採得

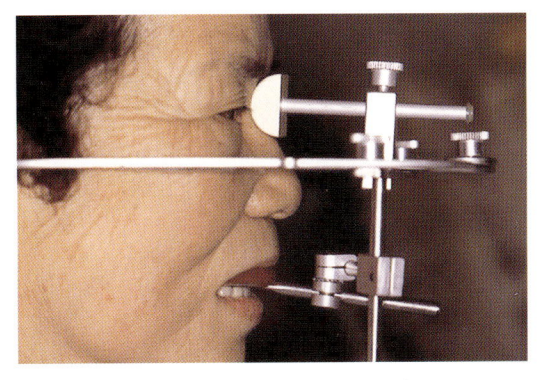

図5-18 フェイスボウ記録

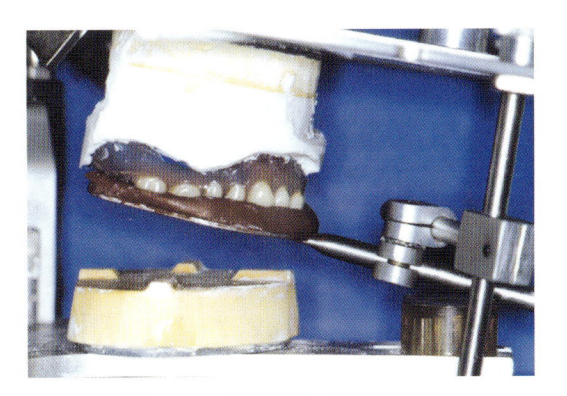

図5-19 上顎模型の咬合器装着

89

■第5章●長期経過症例■

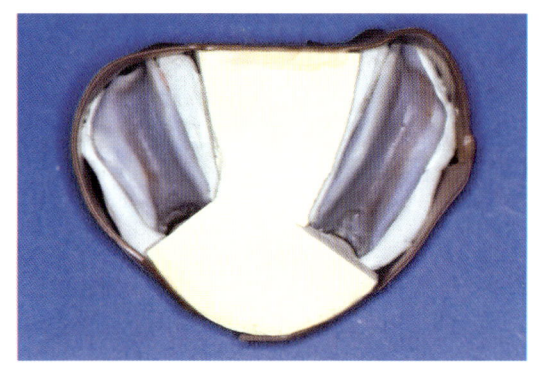

図5-20　下顎の改造模型の作製
ボクシングを行い印象面に硬石膏泥を注入する．

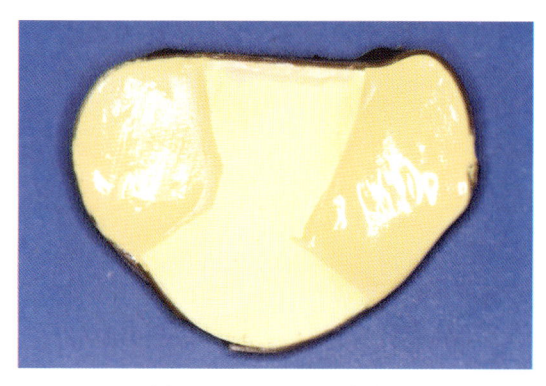

図5-21　下顎の改造模型

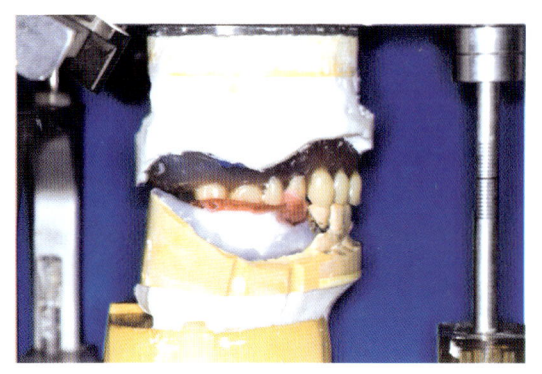

図5-22
下顎の改造模型を咬合器に装着した．

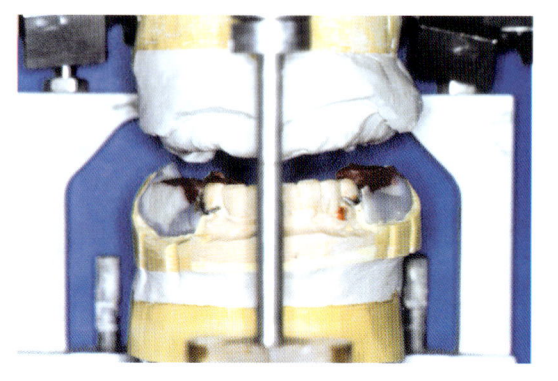

図5-23　旧上顎義歯を撤去した正面観

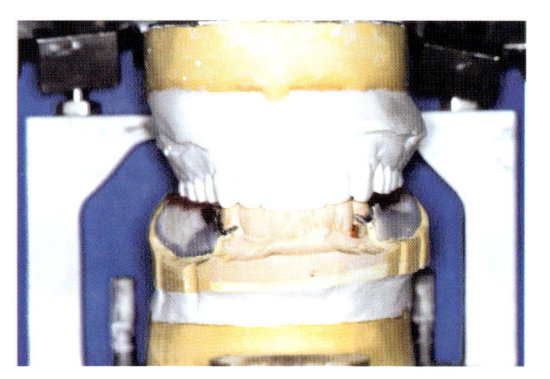

図5-24　旧上顎義歯の模型を咬合器に装着した正面観

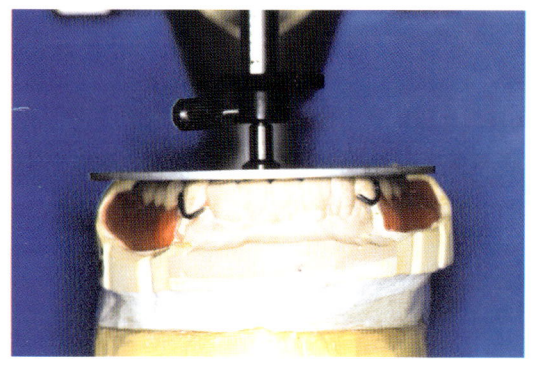

図5-25
咬合平面の設定を行い，下顎臼歯部に20度陶歯を排列し歯肉部形成を行った．

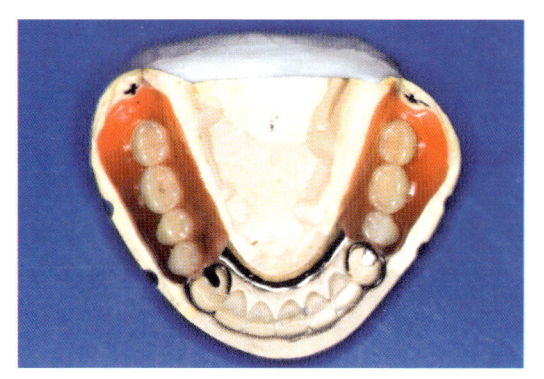

図5-26　同．咬合面観

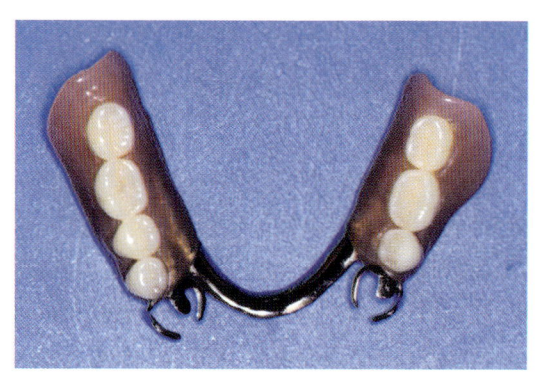

図5-27　完成した下顎の部分床義歯

90

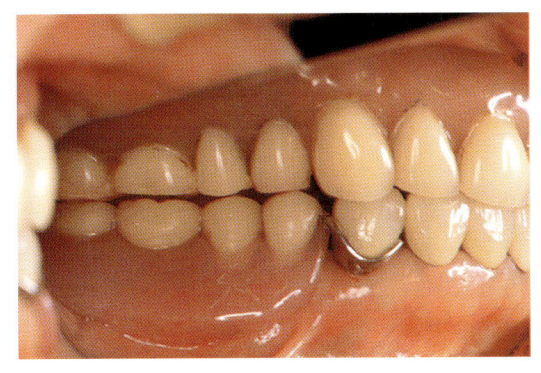

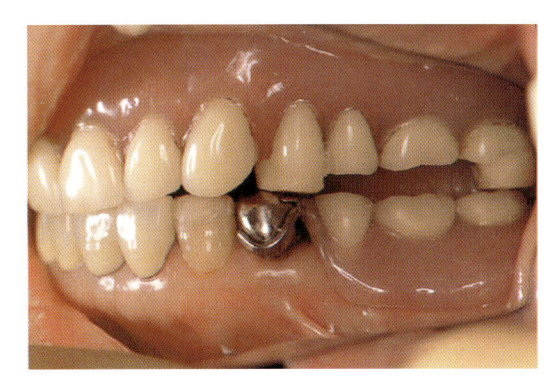

■ 2. 上顎総義歯，下顎7〜4|5〜7部分床義歯例 ■

図5-28 新製した下顎の部分床義歯を口腔内に装着し，旧義歯と咬合させた右側方面観（左図）と左側方面観（右図）

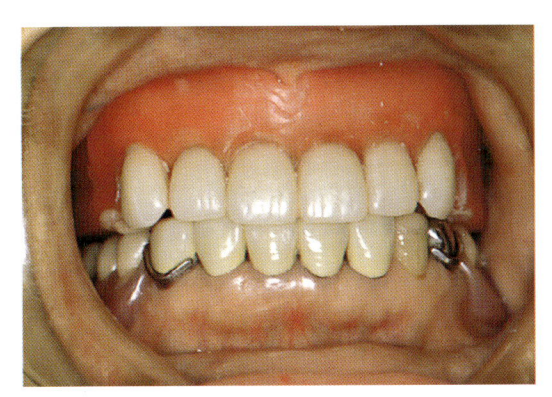

図5-29 前歯部に人工歯を排列した上顎のワックスデンチャーを試適した正面観

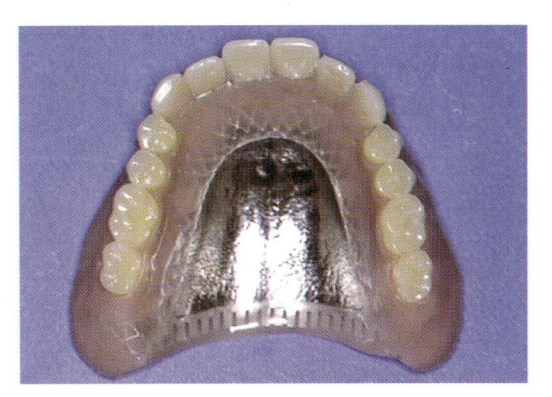

図5-30 上顎の金属床義歯

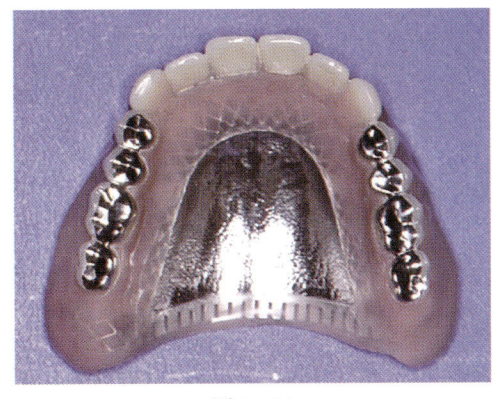

図5-31 同．硬質レジン歯の咬合面を金属に置換した．

図5-32 同．拡大した所見

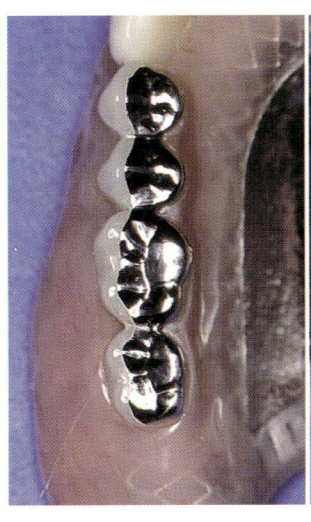

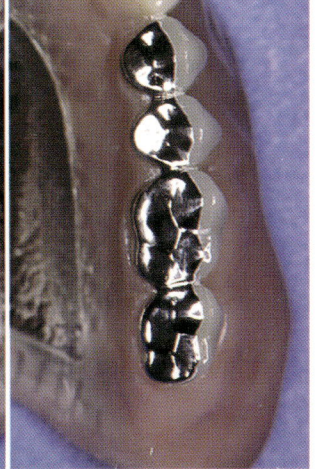

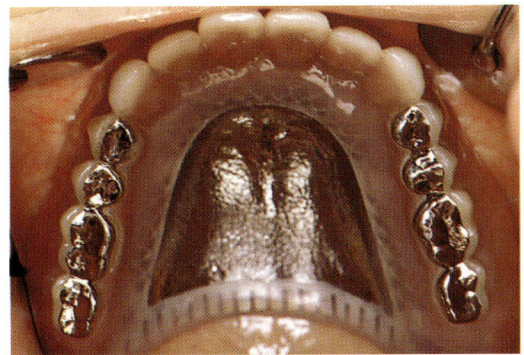

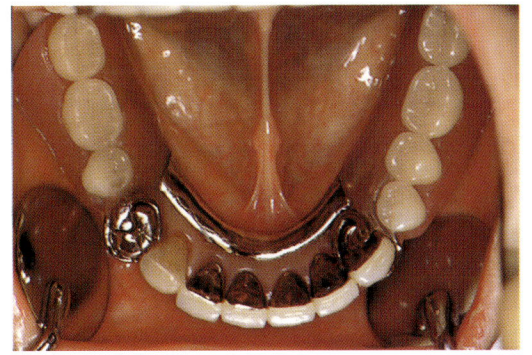

図5-33 上顎義歯を口腔内に装着した所見（左図）と，同 下顎（右図）

# 3．上顎総義歯，下顎インプラント オーバーデンチャーの例

## 症　　例

【患　者】49歳，男性．
【初　診】1995年10月16日
【主　訴】咀嚼障害（上下義歯の違和感と下顎義歯による咬合痛）．

## 概　　要

5年ほど前，A医にて上顎総義歯，下顎は $\overline{3|3}$ 残存の部分床義歯を新製した．その後，上下義歯の違和感と下顎義歯による咬合痛のため，複数医にて上下義歯を新製した．5ヵ月前，B医にて上顎総義歯，下顎の（$\overline{3|3}$ マグネット併用のコーヌス冠）オーバーデンチャーを作製された．

図5-34左のように，複数の医院において作製された旧義歯とメモを持参し来院した．初診時に，義歯不適応症（義歯ノイローゼ）でないかと疑った．

## 口腔内所見

触診により $\overline{3|3}$ は打診痛と動揺が著しかった．顎堤粘膜は極めて菲薄であった．口蓋隆起が認められたが，リリーフによって対応できる程度であった．

## 咬合診査

旧義歯を用いて診査・作業用規格模型（第2章/第1節を参照）を作製した．旧義歯の咬合関係と顎堤との関係を詳細に調べるため，模型から義歯を上下交互に撤去して検討した．①旧義歯を撤去した模型の顎堤は上下顎とも部分的な凹凸が認められた．②旧義歯を模型に戻した状態では，上下前歯部の人工歯が緊密に接触し，臼歯部はアンチモンソンの咬合接触であった．③人工歯の排列位置をAS-咬合平面診断器と歯列弓形態分析を用いて計測した．咬合平面の矢状傾斜度は＋3度，$\overline{1|1}$ の切縁は切歯乳頭中央点から11mm，$\overline{3|3}$ 尖頭間の寸法は42mmであった．

## 治　　療

$\overline{3|3}$ は打診痛と動揺が著しかったので抜歯した．患者がよりよい維持と違和感，異物感のない治療を希望したので，AS-システムによって下顎にインプラント オーバーデンチャーを装着した．上顎に総義歯を作製，装着した．

## 経　　過

2004年2月13日現在，経過は極めて良好であった．

## 考　　察

本症例は，第2章/第1節〔症例1〕のように，慎重な術前診査と治療計画の立案が重要である．規格模型の計測と形態分析を行った結果，標準的症例であった．AS-システムによって上下総義歯を作製，装着した．なお，患者がよりよい維持の義歯を希望したので，下顎はインプラント治療を併用した．本症例は，顎堤の部分的な凹凸と粘膜が菲薄であった．ホワイトシリコーンを用いて床内面，研磨面と粘膜との適合状態を慎重に調べ，不適合部位の微調整を行った．

これによって，義歯の僅かな移動による不快感や義歯による疼痛が改善した．下顎臼歯部に陶歯，上顎臼歯部に金属歯の咬合接触によって咬合が長期的に安定し，良好な経過が得られたと考える．

■ 3．上顎総義歯，下顎インプラントオーバーデンチャー例 ■

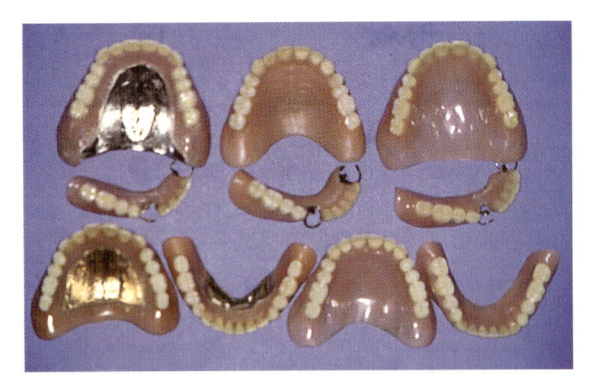

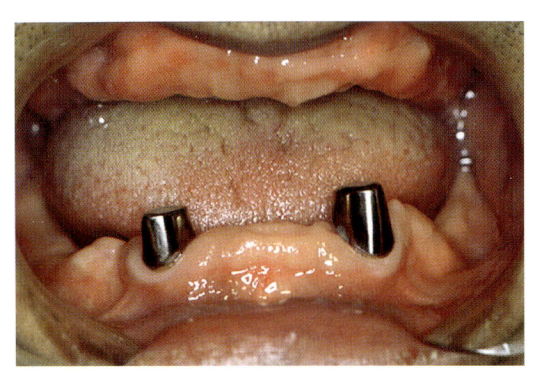

図5-34　初診時に患者が持参した旧義歯の数々（左図）と初診時の正面観（右図）

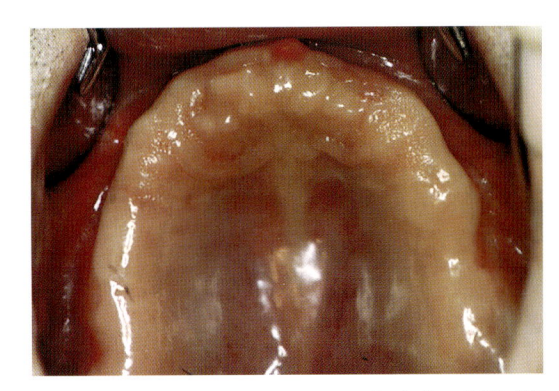

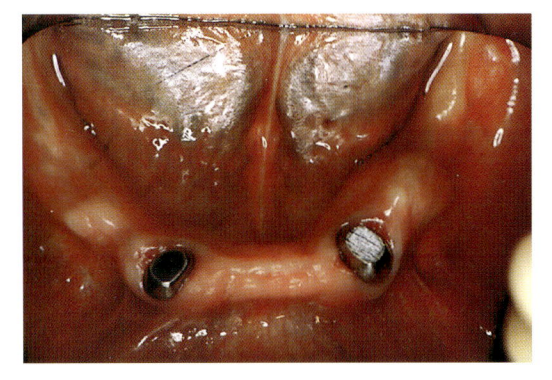

図5-35　初診時の上顎面観（左図）と下顎面観（右図）

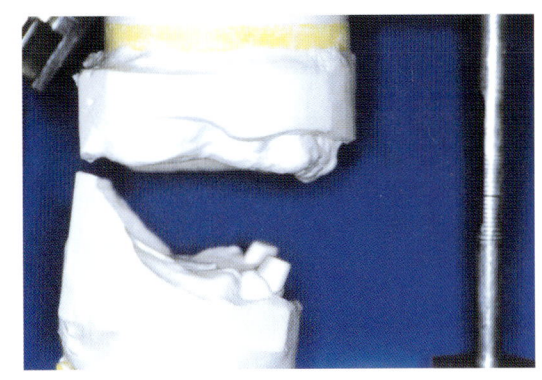

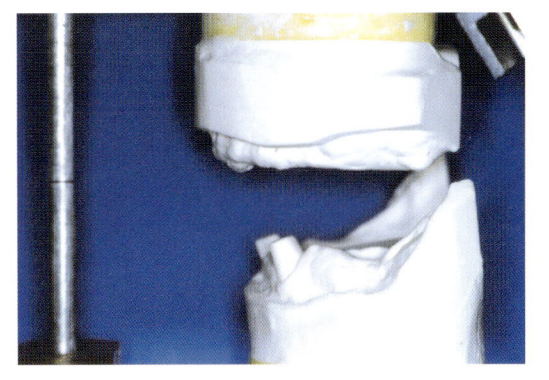

図5-36　同．診査・作業用規格模型の右側方面観（左図）と左側方面観（右図）

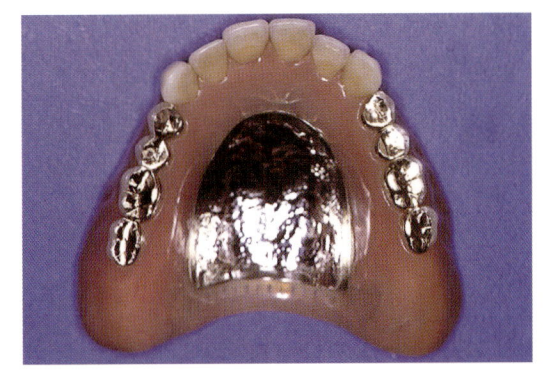

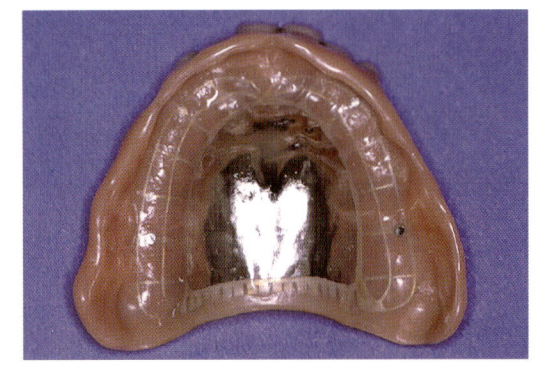

図5-37　完成した上顎総義歯の咬合面観（左図）と粘膜面観（右図）

93

■第5章●長期経過症例■

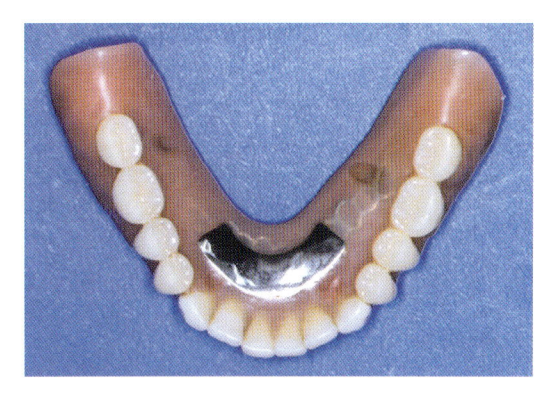

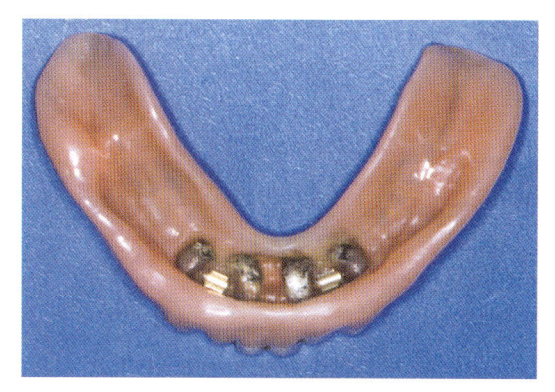

図5-38 完成した下顎オーバーデンチャーの咬合面観（左図）と粘膜面観（右図）

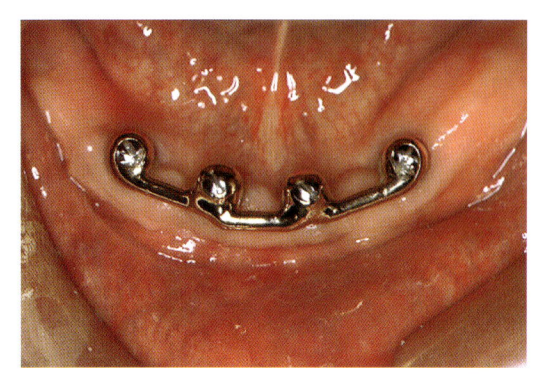

図5-39 中間上部構造の所見

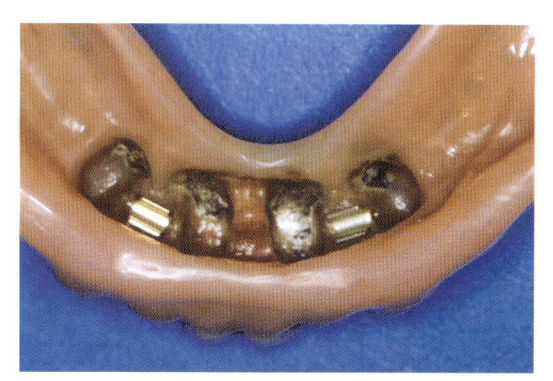

図5-40 メタルクリップを設置した所見

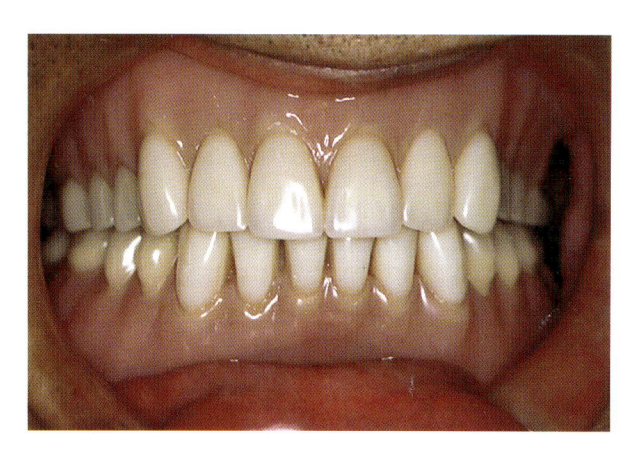

図5-41 治療完了後の正面観

■ 3. 上顎総義歯，下顎インプラントオーバーデンチャー例 ■

## 2004年2月13日の所見

図5-42〜45は，患者が腎疾患にて約1年前から某病院に入院中のため，義歯の部分的な着色を落としてほしいと上下総義歯を家族が持参した．$\overline{2\sim}|\overline{\sim2}$の隣接部のわずかな着色を除去し家族に返却した．翌日，患者からインプラントと義歯の経過が極めて良好で感謝していると電話連絡を受けた．

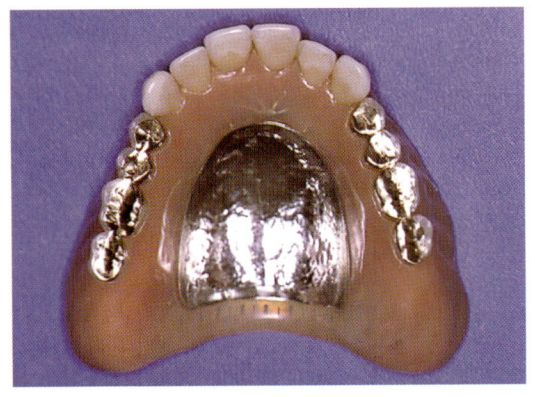

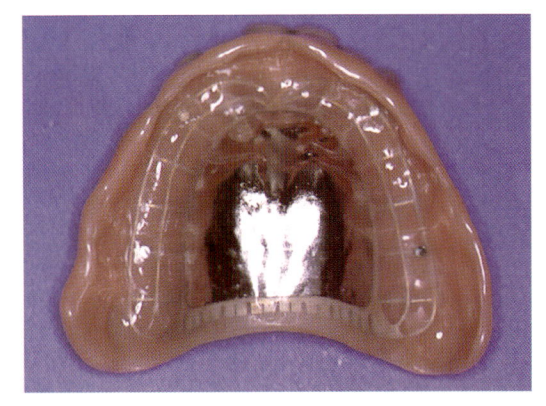

図5-42　上顎総義歯の咬合面観（左図）と粘膜面観（右図）

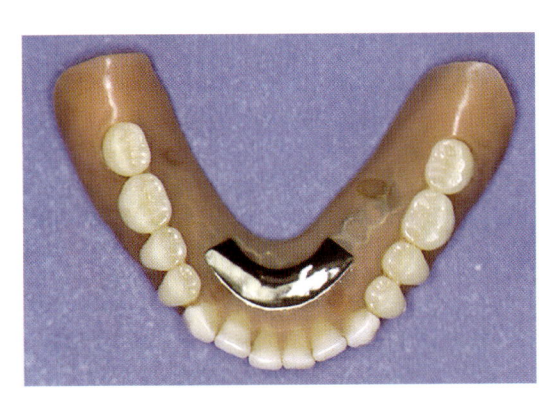

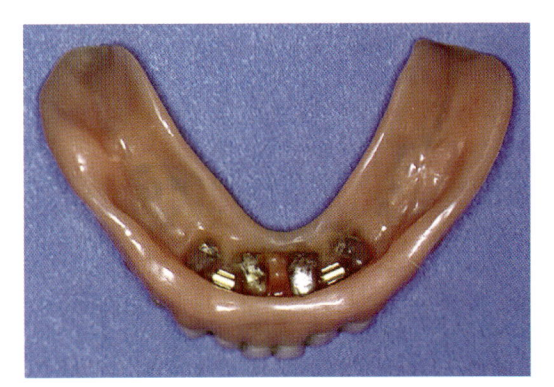

図5-43　下顎オーバーデンチャーの咬合面観（左図）と粘膜面観（右図）

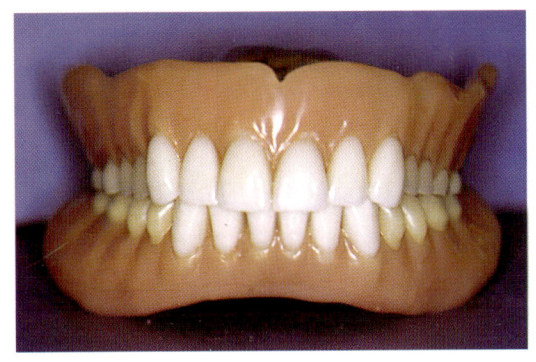

図5-44　上下総義歯の正面観

図5-45
　上顎臼歯部人工歯の金属歯咬合面に咬耗（摩耗）が認められたが，咬合支持は確保されていた．

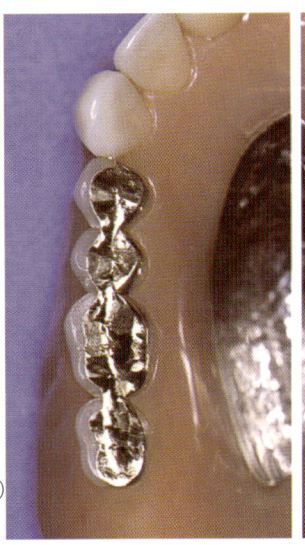

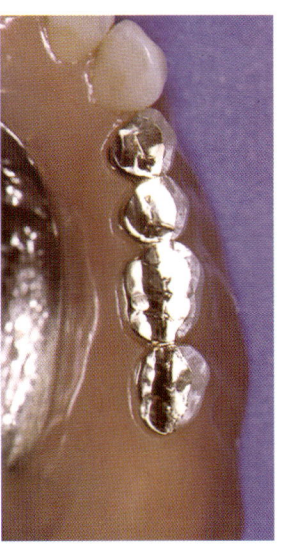

95

## ■文　　献■

1) 伊藤輝夫：カラーアトラス歯周外科．第2版，医歯薬出版，東京，1985．
2) 伊藤輝夫：IMZインプラント・システム（西ドイツ）の研修とDr. Axel Kirschのオフィスを訪ねて．歯界展望 73（4）：931～937，1989．
3) 伊藤博子：咬合彎曲と顎口腔機能の関連性に関する臨床的研究．阪大歯誌 38（2）：468～493，1993．
4) 井上　孝，下野政基：オッセオインテグレーションの概念と評価．歯界展望別冊/オッセオインテグレーテッドインプラント，30～46，医歯薬出版，東京，1993．
5) 井上　孝，下野正基：口腔インプラント学検視孝3 インプラントと恒常性．日本歯科評論 631：165～172，1995．
6) 大原敏正，関谷昭雄ほか：AS - 咬合平面診断器のインプラント補綴への応用．日口腔インプラント誌 5（1）：57～62，1992．
7) 岡本武司，関谷昭雄ほか：インプラント支台周囲歯槽粘膜の厚径について考察．日口腔インプラント誌 8（2）：176～180，1995．
8) 川添彬尭，山内六男ほか：海外のインプラント学会および国内販売インプラントシステムの現状．日口腔インプラント誌 13（4）：106～118，2000．
9) 川村泰雄：PMS法によるオクルーザルリハビリテーション．歯科技工 13（11）～15（3）：1985～1987．
10) 川村泰雄：ホリスティクデンティストリーの実践．クインテッセンス出版，東京，1991．
11) 川邊清治：無歯顎臨床における鼻聴導線はなにを語るか．補綴臨床 20（1）：123～125，1987．
12) 久野富雄，関谷昭雄：AS - 咬合平面診断器を用いた咬合平面の設定法とその技工．歯科技工 15（10）：1319～1328，1987．
13) Körber K著：ケルバーの補綴学（田端恒雄ほか共訳）．第1巻，pp135～142，クインテッセンス出版，東京，1781．
14) 小宮山弥太郎，山口芳正：インプラントを支台としたオーバーデンチャーの設計（特集：オーバーデンチャーの基本を知る）．Quintessence Dental Implantology 5（6）：42～51，1998．
15) 後藤忠正：長期経過からみたパーシャルデンチャーアタッチメント・テレスコープのアフターケア．医歯薬出版，東京，1996．
16) 佐藤直志：歯周補綴の臨床と手技．クインテッセンス出版，東京，1992．
17) 歯科医学大事典（縮刷版）：医歯薬出版，東京，1997．
18) Zarb GAほか（小山正宏ほか訳）：部分欠損患者の補綴治療．医歯薬出版，東京，1978．
19) Schultz A.W：Comfort and chewing efficiency in dentures. J Prosthet Dent 1：38～48, 1951.
20) Steflik DE, Parr GR, Sisk AL, Hanes PJ and Lake FT：Electron microscopy of bone response to titanium cylindrical screw-type endosseous dental implants. Int J Oeal Maxillofac Implants 7（4）：497～507, 1992.
21) Spiekermann H, Donat K, Hassell T, Jovanovie S and Richter J：Colar Atlas of Dental Medicine. Implantology Thieme（New York）, pp147, 1995.
22) 末次恒夫：Dr. Poundの総義歯咬合論．歯界展望（別冊/咬合を考える）316～326，1973．
23) 関谷昭雄：咬合平面の診査・診断装置の開発，AS - 咬合平面診断器．補綴臨床 20（5）：595～608，1987．
24) 関谷昭雄：顎口腔系に調和した補綴治療－歯と歯列位置・形態を整えよう－．デンタルダイヤモンド 22（6）：125～132，1997．
25) 関谷昭雄，伊藤　淳ほか：FRIARIT - 2 Bone Condenserを用いた上顎洞底挙上の1例．日口腔インプラント誌 12（4）：76～84，1999．
26) 武田孝之：インプラントの効果とリスク－1．インプラントのリスクについて－．補綴臨床 28：97～107，1995．
27) 津留宏道：巻頭言－歯科における発想の転換．Dental Diamond 11（2）：13，1986．

■文　　　献■

28) 津留宏道ほか編集：コンプリートデンチャークリニック．医歯薬出版，東京，1989．
29) Dawson PE著（丸山剛郎／監訳，川村貞行／訳）：オクルージョンの臨床．第2版，医歯薬出版，東京，1993．
30) Hahn J：Sugical and prosthetic concepts for optimal aesthetics－A case report. J Dental Symposia 3：44～47, 1995.
31) Heartwell CM, Jr and Rahn AO：Syllabus of complete dentures. 2nd ed., pp445～455, Lea Febiger, Philadelphia, 1974.
32) Hooghe M and Naert I：Implant supported overdentures the Leuven experience. J Dent [0300-5712], 25 (1)：25～32, 1997.
33) Pound E：Utilizing speech to simplify a personalized denture service. J Prosthec Dend 24：586～600, 1973.
34) Pound E, Murrell GA：An introduction to denture simplification, Phase II. J Prosthet Dent 29：598～607, 1973.
35) 早川　巖：総義歯の研磨面形態．クインテッセンス出版，東京，1991．
36) 林　都志夫編：全部床義歯補綴学．第2版，医歯薬出版，東京，1982．
37) 藤田恒太郎：歯の解剖学．日本医書出版，東京，1949．
38) Misch CE：Contemporary Implant Dentistry. pp224～226, Mosby (St Louis), 1993.
39) 丸山剛郎：臨床生理咬合．医歯薬出版，東京，1975．
40) 棟久信宏ほか：MKGおよびEMGを用いた総義歯咬合平面の機能的決定法に関する研究．補綴誌 25 (3)：508～514, 1981．
41) 柳田尚三，小林義典ほか：日本歯科評論 428：43～56, 1978．
42) Ross IF（池田克己ほか訳）：歯周疾患の咬合治療．医歯薬出版，東京，1976．
43) Watt & Mac Greger（小林義典，田中　武ほか共訳）：コンプリートデンチャーの設計．医歯薬出版，東京，1979．

# 索　引

- **A**　Ah ライン　24
　　AS‐システム　3, 4, 7, 9, 29, 31, 34, 50, 55, 59, 92
　　AS‐咬合平面診断器　34
　　ABC コンタクト　10
- **C**　c コンタクト　47, 50
　　CSC テレスコープ　68, 69
- **E**　Eichiner による咬合支持域　36
- **F**　FGP 法　29, 50
- **P**　Pankey, Mann, Schuyler　10
　　Pound's line　29, 34
　　PMS
　　　── の理論　10
　　　── テクニック（法）　3, 9, 10, 29
　　　── によるオーラルリハビリテーション　10, 11, 12
- **R**　Ross の理論　16, 68
- **W**　Watt & Mac Greger　23, 24, 34
- **Z**　Zarb　29

### あ
アゴの運動　27
アンチモンソンカーブ　92

### い
移行義歯　69
異物感　46
イボカップシステム　40, 45
インプラント　6, 11, 92
　── 治療　11, 59, 75
　── の植立術式　76
　── 周囲炎　74
　── 周囲粘膜　74
　── 支持様式　75
　── オーバーデンチャー　6, 59, 92

### お
オーラルリハビリテーション　10, 11, 12
オーバーバイト　85
オーバージェット　85
オルタードキャスト テクニック　88

### か
解剖学的
　── 基準点　23
　── 基準線　23
　── 基準数値　23, 26
角化粘膜　74
加齢に伴う変化　50
仮想咬合平面　27

### き
規格模型　18, 19, 22, 28
球面板　34, 35
基礎床　25, 26
機械的強度　40
機能
　── 的形態　9
　── 運動　36, 38, 44
　── 咬頭　36
義歯
　── ノイローゼ　92
　── の管理　55
　── 用ブラシ　55
義歯床外形線　24
基礎床外形線　24, 25
基準点, 基準線, 基準数値　23
"杵", "臼" の関係　9, 47
金属歯　50, 88
　── への置換　50
　── への置換術式　52
金属床　48
　── への置換　48
　── への置換術式　48

### く
クロスアーチブリッジ　85
グラインディングタイプ　50

### け
研磨面　42

### こ
口腔前庭拡張　74
後方基準線　23, 34
咬合高径　46
咬合採得　27
咬合
　── 平面　35, 88
　── 弯曲　35, 78, 85
　── 床　25, 27
　── 堤　26, 27
　── 接触　見掛け上の　27
　── 干渉　47, 54
咬耗（摩耗）　5, 47, 50
咬合様式と前歯部被蓋関係　31

### さ
サージカルステント　73, 76
最終機能印象採得　9, 38

# ■索　引■

## し
歯軸傾斜角度　32
歯肉部形成　34, 42
　　　──面　32, 36, 43
習慣性咬合　27
上下前歯部の人工歯排列　30
人工歯の組み合わせ　29
準解剖的人工歯　46
診査，作業用規格模型　3
審美的調整　47
シングルデンチャー　3, 67

## す
垂直的被蓋　30
水平的被蓋　30
スプリットキャスト法　28
スマイルライン　32, 33

## せ
生理的な総義歯の断面形態　2
舌の運動　38
　　　──障害　46
舌側歯肉縁
　　　──残遺　23, 24
　　　──の修正線　23
前歯部人工歯の被蓋関係　30

## そ
総合診断　28
即時荷重　75
咀嚼運動のパターン　47, 75

## た
タッピング運動　27, 38
中間上部構造　74, 75

## ち
治療用義歯　15
チョッピングタイプ　50

## と
陶歯・金属歯の組み合わせ　5, 29

## に
20度陶歯　29

## は
ハミュラーノッチ　23, 26
バー＆クリップ　74
発想の転換　9

## ひ
非生理的な機能印象採得法　9
評価用規格模型　3

## ふ
フェイスボウ　18, 22, 28
フレンジ形態　4, 59
ふくみ綿　32
部分床義歯　12

## へ
片顎総義歯　16, 67

## ほ
包括的治療　15, 69
ポストダム　44, 45

## ま
摩耗（咬耗）　5, 47, 50

## み
見掛け上の咬合接触　27

## め
メンテナンス　55, 69
免荷期間　78

## む
無歯顎難症例（下顎）　59

## ゆ
遊離粘膜移植　74

## り
リリーフ　25, 92
リライニング　55, 56
レジン床義歯　45, 46
レジンブロック　36

# あ と が き

　生理的な総義歯治療とインプラント治療について，やさしく理解し，直ちに臨床応用していただくため，臨床の合間に総義歯治療の要点をまとめました．

　本書は，医員の伊藤　淳先生，新実一仁先生，林　保利先生，大原歯科医院の大原敏正先生，文献の検索は藤井秀朋先生，技工は株式会社ジョエル　久野代表の協力によるもので，心から感謝致します．

2004年5月27日

著者　関谷　昭雄

《著者紹介》
関谷 昭雄 (せきや あきお)

関谷歯科医院 院長
〒460-0008　名古屋市中区栄3丁目12番32号
医学博士
朝日大学歯学部臨床研究所　非常勤講師
日本口腔インプラント学会　名誉会員・指導医・認定医
日本歯周外科学会　常任理事・指導医・認定医
Modern Dentistry Research Group 代表

---

カラーアトラス
生理的な総義歯治療 AS・システム　　ISBN4-8159-1698-5 C3047

平成16年10月1日　第1版発行

著　者　——　関　谷　昭　雄
発行者　——　松　浦　三　男
印刷所　——　服部印刷株式会社
発行所　——　株式会社　永　井　書　店

〒553-0003　大阪市福島区福島8丁目21番15号
電話 06 (6452) 1881 (代表) / ファクス 06 (6452) 1882

東京店
〒101-0062　東京都千代田区神田駿河台2-10-6
電話 03 (3291) 9717 (代表) / ファクス 03 (3291) 9710

Printed in Japan　　　　　　　　　　©SEKIYA Akio, 2004

・本書の複製権・翻訳権・上映権・譲渡権・公衆送信権（送信可能化権を含む）は，株式会社永井書店が保有します．
・ JCLS ＜(株)日本著作出版権管理システム委託出版物＞
本書の無断複写は著作権法上での例外を除き禁じられています．複写される場合には，その都度事前に(株)日本著作出版権管理システム（電話 03-3817-5670，FAX 03-3815-8199）の許諾を得て下さい．